Ricardo Föger

Der Mann, der einmal ein Mädchen war

Ricardo Föger

Der Mann, der einmal ein Mädchen war

Meine zwei Leben im Dorf

Michael Wagner Verlag

MIX
Papier aus verantwortungsvollen Quellen
FSC® C083411

Erlerstraße 10, A-6020 Innsbruck
E-Mail: mail@uvw.at
Internet: www.michael-wagner-verlag.at

Projektleitung: Ilona Mader
Buchinnengestaltung nach Entwürfen von: himmel. Studio für Design und Kommunikation, Innsbruck/Scheffau – www.himmel.co.at
Satz: Da-TeX Gerd Blumenstein, Leipzig
Umschlaggestaltung: hißmann, heilmann, hamburg
Umschlagfoto: Maria Kirchner

Gedruckt auf umweltfreundlichem, chlor- und säurefrei gebleichtem Papier.

Bibliografische Information der Deutschen Nationalbibliothek
Die Deutsche Nationalbibliothek verzeichnet diese Publikation in der Deutschen Nationalbibliografie; detaillierte bibliografische Daten sind im Internet über <http://dnb.dnb.de> abrufbar.

ISBN 978-3-7107-6767-8

Inhalt

Danksagung

Für meine Frau Miriam, meine Eltern Marius und Simone und für meinen Bruder Marius – weil ihr mich in den schwierigsten Zeiten meines Lebens begleitet und den Glauben an mich nie verloren habt!

Für meine gesamte Familie und all meine Freundinnen und Freunde. Und natürlich auch für Tanja Vogt, die mir ihre Worte geliehen hat, um mir meinen Herzenswunsch erfüllen zu können.

Für all die Menschen, die mich auf meiner Reise begleiten, und die Mutigen, die ihrem Herzen folgen. Dieses Buch widme ich euch. Durch euch habe ich mich auf den Weg gemacht – zu meinem Glück –, um meine wahre Bestimmung zu finden – Betroffenen Mut zu machen und Unwissenden die Angst zu nehmen. Denn: Vielfalt hat überall Platz und zeigt sich in den schönsten Farben – wenn wir uns zeigen, wie wir sind.

Ich schätze und respektiere die Menschen in ihrer Vielfalt.

Intro
Die Reise – Von der Pampa in die Pampa und in ein neues Leben

Mut heißt, trotz aller Ängste ins Unbekannte zu gehen.
Mut heißt nicht, keine Angst zu haben.
Furchtlosigkeit stellt sich ein, wenn man mit jedem Mal
mutiger und mutiger wird.
Sie ist der höchste Ausdruck von Mut.

Was Osho über Mut, Ängste und das Unbekannte schreibt, berührt mich. Treffender könnte er die Worte nicht wählen, um den Gefühlszustand auszudrücken, in dem ich mich gerade befinde. In meine innere Welt versunken, verschlinge ich die Seiten seines Buches regelrecht. Nehme jedes Wort in mich auf. Die Geräusche, die ich in diesem Moment wahrnehme, verstärken dieses Gefühl und lassen mich immer noch weiter in meine Welt und den gepolsterten Sitz im Zugabteil versinken. Die Räder des Zuges, die über die Gleise rollen. Wie ein dumpfes, beruhigendes Mantra. Wie ein leises Trommeln, das mich in einen meditativen Zustand fallen lässt. Mein Herzschlag gleicht sich ganz natürlich diesem Rhythmus an. Beruhigt mich, lässt mich zu mir kommen und gleichzeitig weit weg. Ich schließe meine Augen, atme tief ein. Konzentriere mich auf meine Atmung. Spüre den Sauerstoff, der durch meinen Körper fließt. Mit jedem Atemzug hebt und senkt sich mein Brustkorb, die Geräusche werden leiser, die Menschen um mich herum rücken in die Ferne. Ich spüre die wärmenden Sonnenstrahlen auf meiner Wange und nehme einen vertrauten Geruch wahr. Frisch aufgebrühter Kaffee. Ein Bild taucht vor meinen Augen auf: Mama ... wie sie den noch dampfenden Kaffee in ihre Tasse schüttet. Und sofort bin ich mit meinen Gedanken in dieser Szene, in unserer Küche. Ich erinnere mich an die ersten Augenblicke am Morgen, wenn wir zusammen am Frühstückstisch saßen, mit Zeitung und Marmeladenbrot. Hunderte solcher Morgen habe ich schon erlebt. Und doch war jeder einzelne unvergleichlich. Dieser wärmende, aromatische Duft von einer Tasse frischem Kaffee, die sich meine Mutter jeden Morgen gönnt, setzt so viele Erinnerungen in mir frei. Dieses tägliche Ritual, diese gemeinsame Zeit, dieser Duft – wie eine Decke, die mich, meine Gedanken und meine Aufregung warm einhüllt und mir ein Gefühl von Geborgenheit schenkt, ein Gefühl aus diesen längst vergangenen Tagen. Zu diesem Gefühl gesellen sich jede Menge Bilder aus meiner Kindheit. Erlebnisse und Augenblicke der Freude und Trauer nehmen neben ihm Platz. Wie im Zeitraffer erlebe ich meine Kindheit noch einmal. Es ist alles so präsent, alles so wirklich. Ich spüre die angenehmen, vertrauten Berührungen, höre das Lachen, sehe meine Eltern und meinen Bruder, erinnere mich daran, wie wir unsere gemeinsame Zeit genießen ... und fühle gleichzeitig die quälenden Schmerzen und die Ohnmacht, die mich jeden Tag begleiten. Am Frühstückstisch, an jedem Morgen – und auch heute noch, in diesem Zugabteil. Am Weg nach Linz.

Zu meiner ersten Operation.

Die erste Operation meines *neuen* Lebens. Meine Ärztinnen und Ärzte werden mir morgen meine Eierstöcke und meine Gebärmutter entfernen und mir meine Brüste abnehmen.

Ich bin auf dem Weg. Vielleicht auf dem richtigen. Obwohl sich der in den vergangenen Jahren eher wie eine steile Felswand angefühlt hat. Und die hat mir und meiner

Familie einiges abverlangt. Hat mich und meine Träume auf eine harte Probe gestellt.

Wie aus dem Nichts kehrt die Angst zurück. Schleicht sich in dieses Zugabteil, krallt sich meinen Rücken hoch, hin zu meiner Brust, drängt in mein Herz und rüttelt meine Zweifel wach. Schon mein ganzes Leben lang weiß ich, dass ich einmal ein Mann sein werde. Der Mann, der ich nicht nur innerlich schon immer war, sondern auch der, der sich im Außen zeigen und als *richtiger* Mann wahrgenommen werden möchte. Seit ich denken kann, begleitet mich diese Sehnsucht, mein größter Traum. Doch jetzt, in diesem Augenblick, werde ich von der Realität wie von einem Sturm erfasst. Mein innerer Monolog wird lauter, unruhiger ... und ehrlicher. Er wird zum Dialog – zwischen mir und meinem vergangenen Ich. Auf Du und Du – mit mir. Wir sprechen über Panik und Erleichterung, über Kummer und Stärke. Und über Mut. Wir weinen gemeinsam und freuen uns gemeinsam.

„Willst du das wirklich?"

Ich habe keine Antwort. Wieder frage ich mich, diesmal mit mehr Nachdruck. „Sag schon, ist das der richtige Weg? Danach gibt es kein Zurück mehr. So etwas kann niemand ohne Weiteres rückgängig machen. Wirst du glücklicher sein, wenn du ein *richtiger* Mann bist?" Ein Teil meines Herzens schreit laut und klar: „Ja!" Ricardo.

Der andere Teil in mir zieht sich zurück, wird leiser, unsicherer, versteckt sich. Anja – und ihre verzweifelte Art, damit fertigzuwerden. Mit der Überforderung, dem Gefühl, nicht der Mensch zu sein, der sie sein möchte, und der Resignation, auf die sie sich schon ihr ganzes Leben lang bettet, um alles irgendwie ertragen zu können.

Doch dieses *Ertragenmüssen* ist vorbei. Ich habe diese Maske abgelegt ... und doch bleibt das Gefühl bedingungsloser Selbstakzeptanz und tiefer Ruhe noch aus. Ich versuche, mich zu entspannen, aber meine Sorgen sitzen noch immer fordernd neben mir.

„Ist es wirklich das, was du willst? Bist du dir zu hundert Prozent sicher? Denkst du, dass du damit morgen glücklicher sein wirst? Du weißt, dass die Folgen dieser Operation endgültig sind. Jetzt bist du körperlich noch eine Frau, hast deine Brüste, deine Eierstöcke, deine Gebärmutter. Ab morgen wird alles anders sein."

Anders sein. Was für erleichternde Worte. Worte, die mich hoffen lassen. Worte, die mir meine Kraft zurückgeben. Worte, die mich daran hindern, in Innsbruck einfach wieder auszusteigen, umzukehren. Diese Zugfahrt ist gleichzeitig mein Ende ... und mein Neuanfang. Ich habe eine Entscheidung getroffen und mich in diesen Zug gesetzt – nicht, um nach 40 Kilometern auszusteigen und in mein altes Leben zurückzukehren. Nicht, um mich durch meine Zweifel, meine Sorgen und meine Ängste von meinem Weg abbringen zu lassen. Sondern um endlich anzukommen. Bei mir, meinem Leben, bei Ricardo. Mein nächstes Ziel? Linz.

Kapitel 1

Die Grenzen des Möglichen bestehen nur im Kopf.

Die normalste Frage der Welt: Was wird es denn?

Kaum eine Frage begegnet werdenden Eltern so oft wie diese. Die einen warten nur darauf, endlich darauf antworten zu können. Andere wiederum sind bereits genervt ... von der Neugier oder davon, eine so emotionale und gleichzeitig banale Frage mit *Mädchen* oder *Junge* beantworten zu müssen. Und wieder andere Mütter oder Väter wollen das Geschlecht ihres Kindes im Vorhinein selbst nicht wissen und freuen sich auf eine Überraschung bei der Geburt. Aber was hat es mit dieser Frage auf sich?

Wenn man sie genauer betrachtet, steckt viel mehr Information in ihr, als man auf den ersten Blick vielleicht erahnen würde. Mit *wird* deutet man darauf hin, dass das Baby im Mutterleib noch nicht ist. Diese Bedeutung zu erfassen, bedarf einer tiefergehenden Auseinandersetzung. Wie wir das so zwischendurch am Gartenzaun oder auf dem Weg zum Bäcker beurteilen sollen, ist mir ein Rätsel. Außerdem schwingt noch etwas anderes bei dieser Frage mit – das Bild der Zweigeschlechtlichkeit. Der Definition des Geschlechts. Mädchen oder Junge. Schwarz oder weiß. Für eine weitere Möglichkeit ist meist kein Platz. Aber können wir die Geschlechtsidentität eines Menschen so banal erklären? Eine Frage, die mich persönlich immer schon beschäftigt hat. Die Antwort darauf würde ich wirklich spannend finden – wenn es sie überhaupt gibt.

Ein Mensch – Mehr als X und Y

Warum bei manchen Menschen das biologische Geschlecht und die Geschlechtsidentität nicht zueinanderpassen, ist aktuell noch nicht ausreichend erforscht. Es gibt Theorien, die besagen, dass Abweichungen bei den Geschlechtschromosomen dafür verantwortlich sein könnten. Andere Forscherinnen und Forscher gehen davon aus, dass eine Verschiebung der Geschlechtsidentität mit einer hohen Ausschüttung von Testosteron im Mutterleib zusammenhängt. Und wieder andere Wissenschaftlerinnen und Wissenschaftler sind der Auffassung, dass man das menschliche Geschlecht ohnehin nicht einzig auf die Anzahl von X- und Y-Chromosomen reduzieren könne und tausende Gene an der Geschlechtsentwicklung beteiligt sein könnten. Auch die Theorie, dass das Empfinden der Mutter während der Schwangerschaft mit der Geschlechtsentwicklung zusammenhängen könnte, ist schlichtweg nicht bewiesen. Soll heißen: Wenn sich die Mutter einen Jungen wünscht und – vielleicht noch unwissentlich – ein Baby mit weiblichen Geschlechtsorganen im Bauch trägt, hat das keinerlei Auswirkungen auf die Geschlechtsidentität des Kindes. Es gibt bis heute zumindest keine Forschungsergebnisse, die darauf hinweisen.

Was jedoch nachgewiesen Einfluss hat: Das Verhalten der Eltern kann sich aus psychologischer Sicht in weiterer Folge auf die Geschlechtsidentität des Kindes auswirken. Was natürlich kein Problem wäre, wenn es nicht so klare Vorstellungen über das Rollenverhalten der Geschlechter gäbe. Das geschieht jedoch zumeist unbewusst und auf zwischenmenschlicher Ebene und bedeutet nicht, dass dieses Kind deswegen vor der persönlichen Entscheidung stehen wird, sein Geschlecht anpassen zu wollen.

Der aktuelle Stand der Wissenschaft besagt, dass Kinder womöglich bereits bei ihrer Geburt intuitiv wissen, ob sie ein Mädchen oder ein Junge sind. Und zwar nicht auf die äußeren Geschlechtsmerkmale bezogen, sondern auf ihre Identität. Natürlich wird aber kein Kind der Welt in diesem Alter eine solche Frage beantworten können.

Kindergartenzeit – Geht's auch bunter?

Geht man auf der Zeitachse jedoch vier oder fünf Jahre weiter, ändert sich die Ausgangslage. Ich wusste bereits im Kindergarten ganz genau, dass dieses rosa Kleid ebenso wenig zu mir passte wie die Puppe, mit der ich spielte. Auch die rote Tür zur Mädchentoilette und das kleine geblümte Töpfchen fühlten sich falsch an, riefen mir eher zu: „Was willst du hier? Du bist hier nicht richtig." Natürlich hätte ich im Kindergarten die Möglichkeit gehabt, mit einem Bagger zu spielen und mich nicht in die Leseecke zu den anderen Mädchen zu setzen, sondern mit den Jungs im Schlamm zu spielen. Die Kindergartenpädagogen und -pädagoginnen hätten bestimmt nichts dagegen gehabt.

Diese vorgefertigten Muster, die die Gesellschaft seit Jahrhunderten zeichnet, haben mir aber indirekt dabei geholfen, mich selbst zu erkennen. Heute mache ich mich dafür stark, dass Mädchen auch Mädchen sein können, wenn sie mit einem Modellauto spielen. Ich finde, dass die Wahl der Farbe keinen Einfluss auf das Geschlecht hat, dass Hobbys und Spielzeuge anhand der eigenen Interessen gewählt werden sollen – und nicht, weil es vermeintlich zum eigenen Geschlecht passt.

Aber damals waren es genau diese Kategorien, die mich angesprochen haben – die mir das unbewusst herbeigesehnte Gefühl von Männlichkeit geschenkt haben. Weil ich es eben so kannte, so gelernt hatte.

Und so begann ich, eine Rolle zu spielen – und entschied mich, mit kleinen bunten Steinchen Reihe für Reihe eine Fassade aufzubauen. Meine Fassade. Ich war fest davon überzeugt, meinen Eltern ein hübsches, liebes Mädchen sein zu können. Eines, das sie sich immer gewünscht hatten. Mit allem Drum und Dran. All das hatten sie jedoch nie von mir verlangt. Weder bewusst noch unbewusst – und schon gar nicht mit Worten. Puppen gab es bei uns zu Hause gar nicht. Ich bekam von meinen Eltern immer nur das geschenkt, was ich auch wirklich wollte. Mein Reich war ein *normales* Kinderzimmer: Stofftiere, Bücher, Instrumente, ein Indianerzelt. Mein Bett und mein Schrank waren auch nie rosa angemalt oder mit Glitzer verziert. Ich wohnte gerne in meinem Zimmer aus Zirbenholz und liebte den Ausblick auf den Wald. *Typische* Mädchensachen suchte man bei uns vergebens. Vor allem nach der Geburt meines kleinen Bruders Marius lagen bei uns immer mehr Spielsachen herum, die *typisch* für Jungs waren. Nur außerhalb meines geschützten Zuhauses verlor ich immer mehr das Vertrauen, so sein zu dürfen, wie ich war, und schlüpfte mehr und mehr in eine Rolle. Ich hatte das Gefühl, das tun zu müssen. Die Angst davor, was passieren könnte, würde ich allen die echte kleine Anja zeigen, war einfach zu groß. Ich wusste, dass ich anders war als die restlichen Kinder. Und schon allein das verunsicherte mich. Man merkt als Kind recht früh, dass man, wenn man anders ist, abgesondert, in ein Eck gestellt, aus der Menge gerissen wird. Will man das? Ist man nicht gerne beliebt, gehört man nicht gerne dazu? Oft beobachtete ich die Situation, wenn ich zwischen den Stühlen stand und nicht wusste, was die richtige Entscheidung war. Sollte ich mich den Mädchen anschließen und so tun, als würde ich gerne mit Puppen spielen?

Oder sollte ich mit den Jungs zusammen an Autos basteln und meinem Gefühl folgen? Kopf gegen Herz.

Damals gewann Kopf – immer.

Und mit jeder Entscheidung, die ich gegen mein Herz traf, entfernte ich mich mehr von meiner wahren Seele und verstrickte mich in ein Netz von Erwartungen. Meistens waren das meine eigenen Erwartungen an ein Leben, das ich so nicht führen wollte, aber es dennoch tat. Aber bestimmt nicht nur. Immerhin war ich zu diesem Zeitpunkt noch ein Kindergartenkind. Der gesellschaftliche Druck, unter dem Kinder in diesem Lebensabschnitt stehen können, ist nicht zu unterschätzen und kann die kleine Kinderseele für ihr Leben prägen.

Zu dieser Zeit war es nicht üblich, dass Kinder einfach Kinder sein konnten. Sie waren entweder Mädchen oder Jungs. Trugen Kleider, hatten rosa Taschen und konnten nicht genug bekommen von Pferden, Glitzer und Herzchen. Oder sie liefen wie wild durch die Gegend, mit Baseballkappe, coolen Turnschuhen und mindestens einem aufgeschlagenen Knie. Die Farbpalette war limitiert. Die Farben Rosa, Rot und Lila für Mädchen und Blau, Grün und Türkis für Jungs. Ich frage mich, wo die anderen Farben in den 90er-Jahren waren. Braun, Gelb und Orange – Farben, die vermeintlich *geschlechtsneutral* gewesen wären, waren anscheinend nicht wirklich beliebt und kamen Jahre später wieder in Mode. Auch wenn Farben kein Geschlecht haben. Damals gab es selten blaue Mädchenkleider oder rote Hosen für Jungs. Schon allein das war wohl ein kleines Tabu. Eines, das diesen bunten Kinderseelen aufgedrückt wurde.

Und diese Fragen sind auch heute noch aktuell. Wie sollen sich Kinder ausleben, wenn allein schon ihre Garderobe einer vorgefertigten Farbpalette und damit der Norm entsprechen muss, genauso wie die Spielsachen, mit denen sie spielen? Darf man Charaktereigenschaften von Kindern überhaupt schubladisieren? Und ist die Einteilung eines kleinen Menschen in die Farben Blau und Rosa und das zweigeschlechtliche Bild der Gesellschaft mittlerweile nicht schon längst überholt?

Unisex? Das Thema mit dem Namen

Dieses Phänomen beginnt schon bei der Namensgebung. Frage Nummer zwei nach dem Klassiker, was es denn wird: „Habt ihr schon einen Namen?“ Es ist sogar gesetzlich geregelt, dass das Geschlecht am Namen erkennbar sein muss – aber warum?

Meine Eltern wollten während der Schwangerschaft meiner Mutter nicht wissen, *was ich werden würde*, und suchten deswegen im Vorhinein zwei Namen aus – einen männlichen für einen Jungen und einen weiblichen für ein Mädchen. Beim männlichen Namen waren sie sich gleich einig – Marius junior. Das hatte sich mein Vater immer gewünscht. Und der zweite Name, der für ein Mädchen: Anja. Eine tiefere Bedeutung hatte dieser Name für sie nicht – er sollte ihnen gefallen, kurz und verständlich sein. Eine weise Entscheidung für eine junge Familie inmitten einer Dorfgemeinschaft, in der ein ausländischer oder exotischer Name schon von vornherein eher zu Verwirrung als zu Akzeptanz beigetragen hätte.

Das Problem an der ganzen Sache war dann schlussendlich nur: Sie hatten den Namen nach meinem biologischen Geschlecht gewählt – aber eigentlich war ich doch ein Junge.

Heutzutage kann die Thematik *Name und Geschlecht* auch anders gelöst werden – immer mehr Eltern entscheiden sich für einen geschlechtsneutralen Namen. Der Name allein lässt somit keinen Rückschluss auf das Geschlecht zu und könnte möglicherweise zu einer positiven Ausgangssituation für ein Kind werden, sollten das biologische Geschlecht und die Geschlechtsidentität nicht zusammenpassen. Die Wahl eines neutralen Namens ist in Österreich möglich, wenn dieser Name dem Standesamt als Männer- und Frauenname bekannt ist. Solche neutralen Namen wären zum Beispiel Luca, Alexis, Sascha, Toni oder Sam. Gut möglich, dass eine Kennzeichnung des Geschlechts durch einen Vornamen in Zukunft eine immer kleinere bis gar keine Rolle mehr spielen wird. So eine Aussage mag unsere Gesellschaft momentan noch schnell an ihre selbst gesetzten Grenzen bezüglich Toleranz, Offenheit und Akzeptanz stoßen lassen – Forschung, die sich mit Zweigeschlechtlichkeit, Transgender und biologisch-medizinischen Geschlechtstheorien auseinandersetzt, macht das jedoch immer wahrscheinlicher. Der Mensch ist mehr als seine X- und/oder Y-Chromosomen. Und in Zukunft werden wir hoffentlich immer neue Erkenntnisse darüber gewinnen, ob und inwieweit sich Geschlechter voneinander abgrenzen lassen und wie sich das Thema *Geschlechtszugehörigkeit* weiterentwickeln wird.

Hier ist es mir ein Anliegen, etwas Wichtiges zu erwähnen: Transgender werden nicht in ein falsches Geschlecht geboren, ihnen wird bei ihrer Geburt sozusagen ein falsches zugeordnet. Und das liegt weitgehend an dem Umstand, dass sich ein System entwickelt hat, das sich bei der Bestimmung des Geschlechts auf die primären Sexualmerkmale des Kindes fokussiert. Die Ärztin oder der Arzt muss nur ankreuzen, ob es ein Mädchen oder ein Junge ist – eine Entscheidung für die Farbe Rosa oder die Farbe Blau, die Transgender in Hinblick auf ihre Zukunft viele Probleme bereiten könnte. Eine Möglichkeit, diese Problematik zu umgehen, könnte sein, dass Ärztinnen und Ärzte bei der Geburt eines Kindes kein Geschlecht angeben und die Eltern gemeinsam mit ihrem Kind bis zum 18. Lebensjahr selbst darüber *entscheiden*, welchem Geschlecht es sich zugehörig fühlt – so war es beispielsweise früher schon, in der Zeit der preußischen Könige vor Einführung der Standesämter und des Personenstandsrechts. Ende des 19. Jahrhunderts wurde aus dem Wahlrecht intersexueller Menschen eine Zuweisung von Amts wegen in die Kategorien *männlich* und *weiblich*. Ein Gesetz, das bis heute Bestand hat und nur umgangen werden kann, wenn sich die äußeren Geschlechtsmerkmale des Kindes nicht eindeutig in diese beiden Kategorien einordnen lassen.

Rosa und Blau und kein Dazwischen

Diese Probleme haben sich bereits in den ersten Jahren meines Lebens klar abgezeichnet. Ich war ein glückliches und meinen Eltern zufolge ein braves und hübsches Kind. Wir wohnten mit meiner Oma im Elternhaus meiner Mama. Die Beziehung zu meiner Oma war innig – die vielen Stunden, die ich mit ihr verbringen durfte, während meine Eltern arbeiten gingen, haben für eine starke Verbindung gesorgt. Sie unterstützte uns, wo sie nur konnte, gab uns ein Zuhause – bis unsere kleine Familie 1991 nach Silz in unser erstes eigenes Haus zog. Kurz darauf wurde meine Mutter ein zweites Mal schwanger. Wieder gewollt, wieder ohne überdimensionalen Storch auf unserem Hausdach und wie schon in der Schwangerschaft mit mir ging es ihr auch mit Marius junior im Bauch so gut wie noch nie in ihrem Leben. Beide Schwangerschaften, 1987 mit mir und 1993 mit Marius, waren laut meiner Mutter wunderschön – ihr Alltag veränderte sich weder positiv noch negativ, ihr Körper nahm diese Aufgabe mit Freude an und sie litt auch nicht an mehr Stress als sonst. Es gab keine Komplikationen – weder bei mir noch bei meinem Bruder. Man könnte fast sagen: zwei identische Schwangerschaften mit zwei Kindern, die unterschiedlicher nicht sein könnten. Nicht nur in Bezug auf unsere Charaktereigenschaften und Interessen, sondern natürlich auch wegen meiner Transidentität und der geschlechtsangleichenden Operationen, die ich rund 20 Jahre später durchführen ließ.

So lebte ich mit meinen Eltern und meinem kleinen Bruder ab diesem Zeitpunkt in diesem neuen Dorf, ein paar Kilometer weiter ... und doch fühlte ich mich weit entfernt – von mir selbst. Ich hatte eine neue Heimat und versuchte, der so wichtigen Eigenschaft in meinem Leben – meinem Geschlecht – nicht allzu viel Bedeutung zuzuschreiben. Die meiste Zeit gelang mir das ausgesprochen gut. Vor allem, wenn ich zu Hause, bei meinen Eltern, meiner Oma oder in der Natur war. Hier konnte ich meine ganz eigene *Natur* finden, kletterte auf Bäume, spielte Fußball und schlug mir auch als Mädchen das ein oder andere Knie auf. Natürlich ist all das nicht nur Jungs vorbehalten, aber damals war es eben so. Ich saß am liebsten mit den Jungs in der Sandkiste, übte mich im Kirschkernweitspucken und jubelte mit ihnen über einen Sieg am Spielfeld.

Ich war das komplette Gegenteil von Anna, der gleichaltrigen Tochter unserer Nachbarn. Sie führte ihre Puppen in pinken Kinderwägen spazieren, organisierte Teepartys und konnte nicht verstehen, was ich so aufregend an Dinosauriern, Feuerwehrautos und Fußbällen fand.

Im Kindergarten verstand ich ihre Unsicherheit dann aber umso besser – ich merkte, dass mein nicht gerade *mädchenhaftes* Verhalten nicht nur Anna komisch fand. Sondern alle anderen Kinder auch. Ich musste mich anpassen – aus dem Rahmen fallen wollte ich auf keinen Fall. So verschwammen bald schon die Grenzen zwischen der großen Welt da draußen und meinem kleinen sicheren Nest zu Hause … und ich entschied mich, meine Maske vorsichtshalber von nun an nicht mehr abzusetzen.

Kapitel 2

Ich glaube an mich.

Kindsein braucht keine Farbe

Was, wenn die Tochter ein Sohn sein will? Das fragte ich mich selbst oft – lange, bevor ich meinen Eltern diese Frage endlich stellte. Sehr lange davor. Seit ich denken kann, befand sich meine männliche Seele wissentlich in einem weiblichen Körper – bevor ich den Schritt wagte, meinen Eltern davon zu erzählen. Im Kindergarten war es noch Angst – die Sorge, nicht sein zu dürfen, wer ich war. Ich wusste jedoch nicht, woher diese Angst kam. Heute frage ich mich oft, wie ich mir schon so früh, in diesen jungen Jahren, dieser Sache bewusst sein hatte können – dessen, dass ich immer ein Junge gewesen bin, ein Mann. Niemand hat mir je gesagt, dass ich meine wahre Identität hinter einer Maske verstecken muss – und dennoch tat ich es von klein auf. Hätte ich damals auch nur geahnt, wie sich alles entwickeln würde – ich hätte es meinen Eltern erzählt. Und mir wären damit vielleicht viele Sorgen, Schmerzen und ganz viel innerer Kampf erspart geblieben.

Aber mein Weg sollte ein anderer sein.

Als Kindergartenkind habe ich bemerkt, dass es *einfacher* war, Anja zu sein – oder zu spielen. Das Mädchen – und nicht der Junge, der sich immer wieder in mir aufbäumte, sich in kleinen Gesten bemerkbar machte.

Als Volksschulkind lernte ich mit kleinen Schritten auch die Welt außerhalb dieses sicheren Bereiches kennen, außerhalb meiner Komfortzone. Nicht nur räumlich, auch seelisch.

Bilder aus der Volksschulzeit

Es war 1993, als ich in die erste Klasse Volksschule kam. Als Anja – mit ihren langen braunen Haaren und der grünen Schultasche, die bei näherem Hinsehen ein Ninja-Turtles-Rucksack war. Wie sehr hatte ich mir den gewünscht – und von meiner Oma zur Einschulung geschenkt bekommen. Zur Erinnerung: Es waren die 90er-Jahre. Immer noch die Zeit einer klaren Einteilung, eines Schubladensystems. Vor allem in ländlichen Gebieten. Was eine Schultasche mit den Ninja Turtles damals bedeutete? Eine kleine Revolution. Und die war wichtig – zu einer Zeit, in der Wege vorgeformt schienen, in die Farben Blau und Rosa eingeteilt – und die Rollen klar verteilt. Natürlich hatte ich damals noch nicht das Bewusstsein und den Weitblick, auf dieser Einbahnstraße anzuhalten und nach einem anderen Weg zu suchen. Ich war Teil dieser Aufführung und beherrschte meine Rolle. Ich bemerkte in der Schule aber bald, dass es nicht mehr so leicht wie im Kindergarten war, nicht aufzufallen – da gab es keine Puppe, die mir die nötige Tarnung verschaffen konnte. Ich musste mir ein paar taktische Schachzüge ausdenken, damit ich Teil dieser Masse bleiben konnte und dazugehörte. Meine langen braunen Haare waren für mich dabei von großer Bedeutung, da ich mit ihnen in dieses damalige Bild passte. Wie ein Schleier halfen sie mir, mich zu verbergen. Meine äußere Erscheinung und meine zurückhaltende Art machten aus mir ein schüchternes Mädchen, aber noch lange keine Außenseiterin. Auch wenn mein Verhalten und mein Ninja-Turtles-Rucksack Andeutungen hätten sein können – niemand ahnte, was wirklich los war. Zumindest wagte es niemand, diese Gedanken auszusprechen. Und dabei wollte ich es belassen. Mit der Zeit gehörten mein burschikoses Auftreten und meine langen Haare einfach zusammen – und zu mir. Typisch Anja eben.

Wie mir manche aus dem Dorf Jahre später erzählten: Manche dachten einfach, dass ich mir noch nicht sicher war, wer ich sein wollte. Dass sich das dann schon *auswachsen* würde. Niemand konnte mein Verhalten einschätzen – mussten sie ja aber auch nicht. Das Wichtigste für mich war damals, dass meine Mitschülerinnen und Mitschüler mich annahmen und mein Verhalten keine Zweifel schürte, dass dieses Mädchen, für das ich mich in meinen Augen ausgab, auch wirklich echt war. Ich konnte jeden Tag zur Schule gehen, meine Freundinnen und Freunde sehen und damit jeglicher Konfrontation aus dem Weg gehen. Und das war gut so.

Die ersten Schuljahre ging das auch problemlos. Wir waren Kinder. Freigeistig, offenherzig, unbedarft. Aber die Seile zogen an uns, wollten uns Stück für Stück in Richtung Erwachsenwerden ziehen. Es war also nicht verwunderlich, dass mir eine Freundin nach der anderen erzählte, dass sie einen Freund habe. Einen echten. Sie hielten Händchen, teilten Bussis auf Wangen aus und kicherten, wenn sie einen Zettel auf ihrem Platz fanden.

Willst du mit mir gehen?

Ja, nein, vielleicht.

Die Antwortoptionen auf diesen kleinen Liebesbriefen passten zu den Gedanken, die in meinem Kopf kreisten.

Willst du dazugehören? Ja.

Willst auch du einen festen Freund haben? Nein.

Wird diese Situation mit der Zeit zu verwirrend? Vielleicht.

Die letzte Antwort war aber eigentlich klarer, als ich mir eingestehen wollte – die ganze Angelegenheit wurde immer verzwickter und ziemlich verwirrend. Für Außenstehende, aber vor allem für mich selbst. Ich spürte, wie das Leben drauf und dran war, mich aus der Komfortzone zu schmeißen.

Es war, als hörte ich einen Gong.

Runde eins meines inneren Kampfes.

Bis zu diesem Zeitpunkt hatte ich mich ziemlich gut damit arrangiert, meine wahre Identität zu verbergen und für alle einfach nur Anja zu sein. Aber dann bemerkte ich, dass das nicht ohne inneren Widerstand funktionierte. Keine Chance – so zu tun, als wäre es mein größter Wunsch, in der Volksschule einen festen Freund zu haben. Rosa Herzchen in mein Diktatheft kritzeln und meine Freundinnen mit einem *Möchtegernfreund* beeindrucken. Mein wahres Ich wollte raus, gehört und gesehen werden.

Die Jahre davor war das immer so selbstverständlich passiert – ich hatte keine klaren Grenzen gesetzt, vieles einfach *zugelassen,* weil es nicht wichtig gewesen war. Es hatte keine negativen Auswirkungen, ich zu sein. Aber da war der Moment, in dem meine innere Freiheit zur Vergangenheit wurde. Ich war vor den Kopf gestoßen. Von mir, vom Leben, von der Liebe. Das Gefühl, das einfach nicht zu meinem Körper passen wollte, wurde immer lauter und rebellischer. Und ich hatte immer mehr Mühe, es im Zaum zu halten. Klar konnte ich mitspielen, kleine Briefchen ausfüllen und so tun, als würde mich dieser *Mädchenkram* interessieren. Und manchmal ertappte ich mich dabei, die Bildgeschichte in meinem Hausaufgabenheft mit einem Haus, Kindern und einem Mann zu malen und darunterzuschreiben, wie sehr ich mir dieses Leben wünschen würde. Aber das machte mich alles nicht glücklich. Was mich wirklich glücklich machte, war die Zeit mit meinem kleinen Bruder im Garten meiner Großeltern. Hier konnte ich Anja sein – das Mädchen, an dem ein Junge verlorengegangen war. Genau das sagte mir meine Oma immer wieder und lachte dabei. Manchmal kam es mir so vor, als spürte sie, dass da was Wahres dran war. Aber – wie ich behielt sie ihre Gedanken für sich und schenkte mir stattdessen ein Lächeln ... mit einem großen Stück Kuchen. Oft halfen Marius und ich Opa mit dem Holz. Ich war ziemlich gut darin, mit der kleinen Axt Holz zu spalten. Auch wenn das so gar nicht zum damaligen Bild eines Mädchens passte. Bei meinen Großeltern im Garten, da waren mir alle Masken, Deckmäntel und Fassaden egal. Hier fühlte ich mich zu Hause und sah keinen Grund, ihnen etwas vorzumachen. Leider wurde mir aber mit jedem Tag bewusster, dass ich so nicht überall sein konnte. Und komischerweise dachte ich, dass das genau in meinem wahren Zuhause am wenigsten möglich war – gegenüber meinen Eltern. Das Warum erkenne ich bis heute nicht ganz, Erinnerungen an Kleinigkeiten verschwimmen schon. Vielleicht war es einfach der eine Ort, an dem mir Liebe und Akzeptanz am wichtigsten waren ... und auch heute noch sind?

Ein Tag ganz ohne Farben – Oder etwa nicht?

Bei meiner Erstkommunion, am Weißen Sonntag, war Mama wahnsinnig stolz. Sie schwärmte davon, wie ich mit dem wunderschönen weißen Kleid durch die Kirche stolziert war. Ich war mir jedoch damals schon ziemlich sicher: *Stolzieren* war definitiv kein Wort, das zu mir passte. Meine Erstkommunion war nämlich die reinste Katastrophe. Bis kurz vor diesem besagten Weißen Sonntag im April hatte ich jeden Tag zu Gott gebetet, dass wir in unserer Gemeinde Kutten bekommen würden – solche wie in den Nachbargemeinden.

Alle einheitlich, Jungs wie Mädchen.

Ich fieberte dem letzten Vorbereitungstag vor diesem Sonntag mit all meinen positiven Gedanken entgegen. „Alles wird gut, wir werden Kutten bekommen und es wird ein total entspannter Tag für mich. Wir werden alle gleich aussehen und ich werde mich nicht in ein Mini-Hochzeitskleid quetschen müssen und so tun, als würde es mir Spaß machen, Prinzessin zu spielen." Falsch gedacht. Gott war wohl ein wenig zu beschäftigt mit den wichtigeren Dingen, um diesen Tag nicht eskalieren zu lassen. Oder mein „Hi Gott, bitte schick uns Kutten!" war falsch adressiert gewesen. Immerhin bekamen alle Kinder in den Nachbargemeinden Kutten – alle. Ich versuchte, es nicht persönlich zu nehmen, Gott nicht böse zu sein und mein Schicksal anzunehmen. Zur Freude meiner Mutter. Die suchte für mich das allerschönste Kleid aus und machte mir klar, was sie von Kutten hielt. Das Thema Kutten war endgültig durch, das musste ich mir dann eingestehen. Meiner Mutter zuliebe wollte ich es durchziehen. Ich trug dieses weiße Prinzessinnenkleid ganze viereinhalb Stunden – aber keine Minute länger. Als ich nach der Prozession, der Feier in der Kirche und dem nervenaufreibenden Fototermin mit meiner Familie ins Gasthaus fuhr, war ich raus. Ich schälte mich noch im Auto aus diesem Haufen Tüll, schlüpfte in meine Jeans und übergab meiner Mutter ohne Kommentar ihr Kleid. Ich musste mich auch nicht erklären, mein Blick sagte mehr als tausend Worte.

Aus Blau und Rosa wird Schwarz und Weiß

Ich war in den Wochen nach der Erstkommunion wortkarg geworden. Ich hatte gelernt, dass es mühsam war, der Welt etwas vorzuspielen, und dass es mindestens genauso kräftezehrend war, dagegen anzukämpfen. Gegen das Bild, das die Gesellschaft von mir und allen Mädchen und Jungs dieser Welt hatte. Wir wurden alle größer, wuchsen aus unseren Babystramplern heraus, wurden durch die vorgefertigten Farbpaletten gezogen. Schubladen und die *So-muss-es-sein-Behauptungen* blieben. Schlimmer noch – die Messlatte wurde noch höher, von den eigenen Erwartungen gar nicht zu sprechen. Wollte ein Junge zum Ballett, war das für die Mehrheit mindestens genauso verstörend wie ein Mädchen, das Mechanikerin werden wollte. Die Zeichnung der strengen Rollenbilder war in diesem Stadium meines Lebens bereits besiegelt, seit Jahren geformt. Und ich? Ich stand wieder einmal zwischen den Stühlen. Das wurde zu meinem ungewollten Lieblingsplatz. Wie gerne hätte ich mich auf die Seite der Jungs gestellt, hätte wild und ungestüm meinem Lebenstraum hinterhergejagt: der Bildgeschichte von damals … mit Haus, Kindern, Hund – und einer Frau. Aber das war – damals – als Mädchen einfach nicht denkbar. Das gab es einfach nicht. Oder durfte es nicht geben? Nicht, dass es nicht realisierbar gewesen wäre, als Frau eine Familie mit einer Frau zu haben. Mit anderen Rechten als heute, mit anderen Möglichkeiten. Aber irgendwie. Darüber war ich damals schon aufgeklärt genug. Aber für mich wäre es undenkbar gewesen, *als Frau* ein Zuhause und eine Familie mit einer Frau zu gründen. Ich hatte nie das Gefühl gehabt, lesbisch zu sein.

Ich wollte das alles als Mann erleben. Aber auch das schien zu dieser Zeit unmöglich. Darum wurde es zu meiner obersten Priorität, den Schein zu wahren und so zu tun, als hätte ich die gleichen Wünsche wie die Mehrheit der Mädchen in meiner Klasse. Der Rest würde sich schon irgendwann ergeben. Anerkennung und Liebe waren mir zu diesem Zeitpunkt wichtiger als meine Träume. Und das Risiko, ausgestoßen und nicht akzeptiert zu werden, wurde für mich zur größten Bedrohung. Eine, die ich mit allen Mitteln abwehren musste. Auch wenn das bedeutete, meinen Herzenswunsch aufgeben zu müssen. Zumindest für diesen Augenblick.

Bis zu meinem Coming-out rund 20 Jahre später würde ich noch oft an diese Momente meiner Volksschulzeit zurückdenken. Und auch heute denke ich nach – mit dem Wissen, was möglich gewesen wäre, wenn ich mit sechs Jahren zu mir und meinen Gefühlen gestanden hätte. Ich hätte bereits in der Volksschulzeit mit einer Psychotherapie beginnen und mein Leben von Anfang an auf meinen Traum ausrichten können. Männliche Hormone zu Beginn meiner Pubertät hätten mir geholfen, nicht einmal das Eintreten der Menstruation erleben zu müssen und gleich in einen männlichen Hormonhaushalt zu wechseln – samt Stimmbruch und Bartwuchs.

„Wenn ich das damals schon gewusst hätte."

Diesen Satz höre ich nicht nur mich sagen, sondern auch meine Eltern. Sie wären zu mir gestanden und hätten mit mir dabei geholfen, mein wahres Ich schon viel früher aus meinem Körper zu befreien. Das sollte jedoch nicht meine Bestimmung sein. Ich würde noch viele Jahre diesen inneren Kampf mit mir führen, noch viele Lektionen lernen und unzählige Menschen auf meinem Weg treffen, die mir zeigen sollten, wo meine Reise hingehen könnte ... und wohin nicht. All das würde mich zu dem Menschen machen, der ich sein wollte und der ich schlussendlich geworden bin. Und das hätte ich mit Abkürzungen nicht geschafft. Die Erfahrungen, die ich für mein Leben brauchte, habe ich dort gefunden, wo mein Weg mich an meine Grenzen gebracht hat und mich über den Rand blicken ließ. Dorthin, wo meine Träume auf mich warteten. Dorthin, wo mein Leben auf mich wartete.

Kapitel 3

Du ziehst an, was du bist, und wirst, was du denkst.

Vereint oder vereinsamt – Pubertät an sich ist schon kompliziert genug

Sie musste ihr behütetes Nest verlassen und versuchte, in den kalten Hallen ihrer neuen Schule anzukommen. Sie fand man nie in der ersten Reihe. Sie war nie laut, fiel nie auf, eckte nie an und doch war sie eine Außenseiterin. Sie verhielt sich nicht wie ein Mädchen und sie redete nicht wie eines. Sie tat nicht die Dinge, die Mädchen in ihrem Alter normalerweise gern tun … weil sie sich nicht wie eines fühlte. Daran konnten auch ihre wunderschönen langen Haare nichts ändern. Warum sie so war, wie sie war, das wusste niemand so genau. Aber dass sie nicht dazugehörte, das hallte täglich durch die Schule. Mal laut, mal leise. Hinter verdeckter Hand und mitten ins Gesicht.

Für mich waren die Jahre in der Hauptschule der pure Horror. An diesen Ort, an dem man neue Interessen und Talente weckt, Freundschaften für die Ewigkeit entstehen, das erste Mal verstohlene Küsse ausgetauscht werden und die beste Zeit eines jungen Lebens noch bevorsteht, will ich mich eigentlich nicht erinnern. Schon ein normaler Schultag brachte mich an meine Grenzen. Wenn dann noch eine Turnstunde anstand, wir im Sommer gemeinsam das Schwimmbad besuchten oder es die einen Tage im Monat waren, an denen mir unmissverständlich klar wurde, dass ich eine Frau war, brach ich innerlich zusammen. Ein schreckliches Gefühl begleitete mich: Jedes Mal aufs Neue beging ich Verrat – an mir selbst. Mein wahres Ich gab ich an der Garderobe ab … und auf. Mein innigster Wunsch – der, auch äußerlich ein Mann zu sein – schien unerreichbar. Wie sollte ich jemals der Mensch sein, der ich sein wollte – wenn ich es nicht einmal schaffte, der zu sein, der ich war? Tausend Fragen gingen mir durch den Kopf:

Wie finde ich die Kraft dazu?

Wie finde ich diesen Menschen, von dem ich ganz genau weiß, dass es ihn tief in mir gibt?

Was würde er machen?

Wie würde er reagieren, wenn er mitten unter 25 Menschen sitzt und jeder einzelne ihm seine Ängste an den Kopf schmeißt, verpackt in Beleidigungen und verachtende Blicke, unter dem Deckmantel konstruktiven Feedbacks mit der Überschrift „Persönlichkeitsbildende Maßnahmen"?

Würde er Stellung beziehen?

Würde er Aussagen wie *Mannsweib* und *Lesbe* einfach so stehen lassen?

Würde er es einfach hinnehmen?

Es wirklich an sich ranlassen?

Ich erhielt nie eine Antwort. Und gab auch nie eine. Der Schmerz war einfach zu groß. Zu groß für Worte, zu bedeutungsvoll für blanke Wut. Ich ließ meinen Rückzug für mich sprechen, ließ Gerüchte ihre Runden drehen. Niemand durfte merken, welche Wunden in meine Seele gerissen wurden, welch unüberwindbare Mauer ich um mich aufgebaut hatte. Jedes einzelne Mal wurden die Erlebnisse noch prägender, die Wunden noch tiefer und die Mauer noch höher. Und dennoch: Ich musste stark bleiben, diese Fassade mit allen Mitteln irgendwie aufrechterhalten – koste es, was es wolle. Meine Familie, meine Freundinnen und Freunde, die Schule, das Dorf – niemand durfte wissen, was wirklich in mir vorging und wer ich wirklich war. Zu groß war die Angst, ausgeschlossen, verachtet und noch weniger akzeptiert zu werden. Das dachte ich zumindest. Bis ich mich nicht mehr spürte. Bis meine Seele die Grenze erreicht hatte und aus meinem Körper ausstieg. Sie flüchtete, um zu überleben.

Wenn ich von der Schule nach Hause kam, ging es mir nicht besser. Es gab nichts, was mir wirklich Freude schenkte – obwohl ich jede Menge Hobbys hatte, mit meinen Freundinnen und Freunden Zeit verbrachte, meine Familie mit mir den nächsten Italien-Urlaub plante und ich ein wunderschönes Stückchen Erde mein Zuhause nennen durfte. Schon früh habe ich mit dem Schießsport begonnen. Mein Papa entdeckte und förderte dieses Talent und ist mit mir zu Turnieren gefahren, bei denen ich fast immer gewonnen habe.

Aber ich feierte meinen Sieg auf dem Treppchen als Anja – nicht als Ricardo. Die Freude erreichte nie mein Herz. Auch nicht im Krampusverein, in dem auch mein Papa und mein Bruder und viele meiner Familienmitglieder waren und es bis heute sind. 33 Jungs und Männer. Und ich. Der Außenseiter inmitten einer Gesellschaft. Auch wenn ich mich für die Außenwelt und die Zuschauerinnen und Zuschauer unserer Umzüge die meiste Zeit hinter einer Maske verstecken durfte, vor mir selbst konnte ich mich nicht verstecken.

Meine Mama weckte meine Leidenschaft für Tennis und begleitete mich zu Meisterschaften. Auch sie wollte mir nahe sein, wollte mich unterstützen und feuerte mich tatkräftig an. Sie war immer dabei, wenn ich Siege feierte und Niederlagen erlebte. Aber auch hier lag weit mehr zwischen Anja und Ricardo als zwei Zöpfe und ein Tennisrock. Auch hier konnte ich nicht der Mensch sein, der ich sein wollte. Zum Glück durfte ich zumindest weite Shorts tragen – und nicht das figurbetonte Tennisdress des Mädchenteams. Das wäre das Ende meiner Liebe zum

Tennissport gewesen. Zu groß der Verrat, den ich mir gegenüber empfunden hätte. Damals begann ich, mich für Motorräder und Autos zu interessieren. Mich beeindruckte ihre Stärke und Grenzenlosigkeit. Später habe ich im Klettersport dieses Stück Freiheit gefunden. Der Himmel, der sich über die Landschaft spannt, und der Boden, auf den ich mich zurückhole. Dazwischen nur ich und der Fels. Keine Worte, keine Fragen, keine Schubladen, keine Wunden. Ich konnte für ein paar Stunden so sein, wie ich war.

Mit meinen Freundinnen holte mich das Leben jedoch schlagartig wieder ein. Schon früh begannen sie, Jungs zu treffen, rumzumachen – und mir stolz davon zu erzählen. Natürlich wollte ich mich nicht der Scham aussetzen, prüde und unerfahren zu wirken – und erfand kleine Liebesgeschichten, Beziehungen und Küsse, die es nie gegeben hatte. In all diesen Situationen bemerkte ich, dass ich nicht mehr die kleine Anja war, die von ihren Eltern beschützt wurde vor dieser Welt, sondern dass ich immer mehr auf mich allein gestellt war. Vorbei waren für mich die Jahre, in denen ich einfach Kind gewesen war, unabhängig davon, ob nun Mädchen oder Junge – unbekümmert spielen, meinen Bruder ärgern und mit meinen Eltern meine Gedanken teilen.

Mit meinen Eltern über mein Leben zu sprechen, das konnte ich ohnehin nicht mehr. Nicht, weil es sie nicht interessierte oder ich ihnen egal war – das war ich ihnen nie –, sondern weil ich ihnen nicht meine wahren Gedanken mitteilen konnte, die mich tagein, tagaus beschäftigten. Wie hätte ich meinen Eltern sagen sollen, dass ich ihnen nur deshalb noch keinen Freund vorgestellt hatte, weil ich mich davor ekelte, dass mich ein Junge umarmte, anfasste oder küsste.

Und dann tat ich es doch. Ich gab den Forderungen nach, überschritt meine Grenze und machte es ihnen und der Welt zuliebe – ich hatte einen Freund, ganz offiziell.

Noch heute überkommt mich ein Gefühl der Ohnmacht, wenn ich daran denke, wie ich mit meinem Jugendfreund im Bett gelegen bin, um einen Film zu schauen. Abstoßung und Widerstand überkommen mich gleichermaßen – nur, weil wir nebeneinanderlagen und er seine Hand auf meinen Oberschenkel gelegt hatte. Wie hätte er wissen können, wie ich mich fühlte, wenn ich nie etwas sagte? Und dass ich ihn mit all den Videoabenden und Verabredungen nur getäuscht und ausgenutzt hatte? Nur, um weiterhin diese Fassade aufrechterhalten zu können, die bereits bröckelte. Heute kann ich mir vorstellen, was ich ihm damit angetan haben muss. Was ich mir aber selbst damit angetan habe, kann ich nicht in Worte fassen. Ich wollte das nicht. Ich wollte keine Intimitäten austauschen. Niemals. Nicht als Anja mit einem Mann und auch nicht als Anja mit einer Frau. Das wollte und konnte ich mir nicht vorstellen. Die Sehnsucht, ein Mann zu sein, war noch größer als der Wunsch nach einer Umarmung, nach Geborgenheit, nach einem Kuss und nach Liebe.

Diese Sehnsucht wohnte aber nicht nur in den dunkelsten Ecken meiner Seele – ich begegnete ihr auch in meinem Spiegelbild. An manchen Tagen hielt ich es aus, an wieder anderen gipfelte die Entfremdung, die ich meinem eigenen Körper gegenüber empfand, in rasender Wut. Ich schaltete das Licht aus, um mich nicht mehr sehen zu müssen. Diese Brüste, sie gehörten nicht zu mir. Mein gesamter Körper, nichts passte zu einem Mann. Wenn ich die Möglichkeit gehabt hätte, ich hätte mir diese Brüste am liebsten auf der Stelle vom Leib gerissen.

Ich war müde von diesem Leben. Fing an, mit Gott zu sprechen. Er sollte es beenden, es mir leicht machen und mich einfach abholen. Egal wie, egal wann. Mein Rückzug erlangte eine neue Stufe: Weite Kapuzenpullis und noch weitere Hosen waren meine täglichen Begleiter.

Meine Freizeit verbrachte ich nur noch mit Sport und in den eigenen vier Wänden. Meine Freundinnen und Freunde mussten genauso draußen bleiben wie meine Freude am Leben – so wie immer öfter auch meine eigene Familie. In ihrer Verzweiflung, Unwissenheit und Unsicherheit bauten sie immer mehr Druck auf, konfrontierten mich mit meinem burschikosen Aussehen, meiner Männlichkeit, die so gar nicht zu ihrer Anja passte, und mit meinem nicht vorhandenen Liebesleben. Heute weiß ich: Hätte meine Mutter gewusst, dass sie mich mit diesen Aussagen immer weiter von sich weggedrängt und mich zutiefst verletzt hatte, sie hätte andere Worte gewählt, einen anderen Weg.

Ein besonderer Satz begleitet mich bis heute. Ich höre ihn in meinen Gedanken – noch heute, immer wieder. Weihnachten 1999. Wie jedes Jahr feierten wir den Heiligen Abend gemeinsam als Familie – Mama, Papa, Marius und ich. Wir ließen uns das leckere Essen von Mama schmecken, warteten darauf, dass Papa mit seinen schiefen Tönen die Stimmung vor dem Weihnachtsbaum auflockerte, schenkten uns nicht nur bunte Päckchen, sondern wunderbare Momente. Als Familie. In diesem geschützten Raum, an diesem Tag der Liebe, spielte es keine Rolle, wer ich war, wer ich nicht war, wer ich sein wollte. Ich war da, voll und ganz, mit meinem Körper, meiner Seele. Ich wurde geliebt und liebte. Das war für mich das Wichtigste – so angenommen zu werden, so geliebt zu werden, wie ich war.

Am nächsten Tag wollten wir gemeinsam mit meinen Großeltern und dem Rest der Familie Weihnachten feiern. Wir bereiteten uns vor, packten die Geschenke ein – wie jedes Jahr. Nur in diesem Jahr hatte sich etwas verändert. Meine Mutter war irgendwie genervt, aufgeregt, konnte ihre Gefühle nicht so richtig in Worte fassen. Sie zog ein Kleid aus meinem Schrank, legte es auf mein Bett, sah mir in die Augen und entschied sich dann doch, ihren Worten Raum zu geben:

„Wenn du das nicht anziehst, nehm' ich dich nicht mit zu Oma und Opa. Ich will mich nicht mit dir schämen."

Das hat mir die Luft zum Atmen genommen. Das durfte alles nicht wahr sein. „Ich kann nicht!", hörte ich eine leise Stimme in meinem Kopf sagen. Ich konnte dieses Kleid nicht tragen. Aber genauso wenig wollte ich nicht zu meinen Großeltern fahren dürfen. Wir als Familie kamen alle zusammen. Das war Tradition. Das machten wir jedes Jahr. Ich hatte mich so auf meine Familie gefreut. Und jetzt das.

Schlussendlich habe ich das Kleid auf unserer Familienfeier getragen und mich an die Forderung meiner Mutter gehalten – und an diesem Tag auch den Schein aufrecht und meinen Mund geschlossen. Irgendwann würden sie vielleicht den Mann in mir sehen, den ich in diesem Moment verdrängt hatte. Aus Angst, aus purer Angst, dass niemand mich so lieben könnte, wie ich war. Irgendwann würden sie mich verstehen, ganz ohne Worte. Das war meine Hoffnung, das wünschte ich mir so sehr. Aber dass ein Satz ausreichen würde, um meine gesamte Welt zum Einsturz zu bringen, damit hatte ich nicht gerechnet.

„Ich will mich nicht mit dir schämen."

Sieben Worte, die sich in mein Gedächtnis gebrannt haben. Die mich daran erinnerten, wer ich nicht war. Die mir ein Gefühl der Unzulänglichkeit vermittelten. Die mir so klar wie nur möglich sagten, dass es nicht okay war, wie ich war. Dass nur alles gut werden könnte, wenn ich jemand anderes wäre. Nur jemand anderes.

Ab diesem Zeitpunkt wurde ich zum Rebell. Das war meine Art, mit dieser schmerzhaften Sackgasse, die mein Leben war, umzugehen. Hier ging es einfach nicht raus. Egal, was ich versuchte, welche Richtung ich einschlagen wollte, ich stand mit dem Kopf zur Wand. Darum gab es für mich nur eine Möglichkeit: Anlauf nehmen und mit voller Wucht ausbrechen. Aus meiner Familie, aus meinem Leben und dem Gefängnis, das ich mir selbst gebaut hatte. Ich wurde zu einem anderen Menschen, im Geheimen. Aber noch lange nicht zu dem, der ich wirklich sein wollte ...

Mein Brief an Anja

Liebe Anja,

ich schreibe dir diesen Brief, um dir ein Leuchtturm zu sein. Ein Lichtstrahl, der langsam den Nebel zerteilt. Der dem Moment seinen Zauber verleiht und sein Licht auf die Dinge legt, die meist im Verborgenen bleiben, aber von unschätzbarem Wert sind. Ich kann dir deinen Weg nicht zeigen, kann dir deine Reise nicht abnehmen. Aber ich kann dir Hoffnung und Liebe schenken. Meine Liebe zu dir war immer da, so wie dieser Lichtstrahl. Auch wenn du sie nicht sehen, nicht hören und lange Zeit nicht spüren konntest. Sie war immer da. Ich war immer da. Diese Zeit deines noch jungen Lebens ist eine Zeit des Wandels. Wenn du dich fühlst, als würdest du hier nicht hingehören, dann befindest du dich gerade mitten auf dem Weg zu dir selbst. Wenn dich das Leben zu erdrücken scheint, dann möchte es, dass du dir deiner Flügel bewusst wirst. Dass du spürst, dass du dich gerade in einem Wandlungsprozess befindest. Bereit, zu wachsen, dich zu transformieren, um das erste Mal zu fliegen. Wenn du denkst, es geht nicht mehr weiter, richte deinen Blick nach innen und finde deinen eigenen Weg. Wenn du keine Kraft mehr hast, denke an deinen Leuchtturm. An dein zukünftiges Ich. Ich weiß, du kannst dir dieses Leben mit allen Einzelheiten ausmalen. Benutze alle Farben, jede Nuance, um dir deine Zukunft zu erschaffen. Wünsch' dir aus tiefstem

Herzen, was du brauchst, um glücklich zu sein. Du weißt im Moment vielleicht nicht, wann und wie deine Träume in Erfüllung gehen werden, aber sie werden es. Weil es das ist, was du dir am meisten wünschst. Weil es das ist, warum du als Anja geboren wurdest. Weil es das Glück ist, das dir zusteht. Weil du daran glaubst. Wenn du bereit bist, mit offenen Augen zu träumen, wirst du nicht mehr träumen. Du wirst kreieren, du wirst Schöpferin sein und nicht nur existieren, sondern leben. Alles, was du dafür brauchst, trägst du bereits in dir. Deine Talente, deine Stärken und Schwächen, deinen Funken. Die Menschen, die dich begleiten, einen Teil deines Lebens oder nur einen kurzen Moment. Menschen, die sich von dir verabschieden, und die, die deinen Weg mit dir mitgehen werden. Bis zum Schluss – alle gehören zu deinem Leben. Sind Teil deiner Transformation. Du bist nicht verrückt, du bist nicht falsch, mit dir stimmt alles. Du bist nur noch nicht bereit, dich zu sehen, wie du wirklich bist. Zieh' dich zurück, wenn du das brauchst. Weine, schreie, verzweifle. Aber wende dich dann wieder dem Lichtstrahl zu. Alles, was du erlebst, ist Teil deiner Reise. Und das Ziel deiner Reise ist nicht, am Ende zu sterben – das Ziel ist dein Weg. Jeder einzelne Moment davon. Dein Ziel ist es, glücklich zu sein. Und um anzukommen, musst du aufstehen, dir den Staub von deinen Kleidern wischen, dir die Tränen trocknen und dich Schritt für Schritt auf dieses Ziel zubewegen. Immer schneller wirst du vorankommen, Ereignisse und Menschen anziehen, die dich unterstützen, gemeinsam mit dir dein Ziel zu erreichen. Ich würde dich so gern in den Arm nehmen. Dir Geborgenheit und Hoffnung schenken. Wenn du es nur zulassen könntest. Ich weiß, dass du Berührungen nicht erträgst. Und dich dennoch so sehr danach sehnst. Das ist der Grund für deine Mauer. Das – und weil niemand sehen darf, wer du wirklich bist. Dieser Mensch mit seinen Träumen und Narben. Du hast gelernt, dich dafür zu schämen. Du hast gelernt, dich zu verstecken, weil du denkst, dass dich niemand so lieben kann, wie du bist. Doch das stimmt nicht. Schau dich an, schau nicht weg. Sieh, wie wundervoll du bist. Sieh, wer du wirklich bist, hinter diesem Körper, hinter diesem Namen, hinter diesem Leben – das du denkst leben zu müssen. Dieser Mensch, der zu sein du träumst, ist wirklich da. Wenn du dich nur so sehen könntest, wie ich dich in diesem Moment sehe, dann wüsstest du, dass du schon längst auf deinem Weg bist. Alles, was du tun musst, ist, dir zu vertrauen. Deinem Weg und diesem Gefühl tief in dir und deinem Herzen, dass sich alles zu deinem Besten entwickeln wird. Du musst nur vertrauen. Du musst nicht so unendlich stark sein und du musst deinen Schmerz, deine Wut und Verzweiflung nicht alleine mit dir herumtragen. Diese Last gehört nicht auf deine kleinen Schultern. Die Menschen in deiner Nähe, deine Familie, werden dir diese schweren Gefühle abnehmen. Du darfst sie ruhig darum bitten. Ohne schlechtes Gewissen, ohne Schuld, ohne Angst vor Ablehnung. Zu viel davon hast du bereits erleben müssen. Darum lässt du niemanden in die Nähe deiner Seele. Darum korrigierst du akribisch jeden Riss in der Fassade deiner Mauer, damit sie nicht in sich zusammenfällt. Lass sie aufbrechen. Lass die Steine los und nimm dein Herz in die Hand. Deine Eltern wissen von alldem nichts. Lass es sie wissen. Denn auch wenn sie ab und zu spüren, dass etwas nicht stimmt, sind auch sie gefangen in ihrer Unwissenheit. Sie sind überfordert und wissen nicht, wie sie damit umgehen sollen. Wie sie an dich rankommen sollen. Natürlich könnten sie einen Schritt auf dich zugehen und fragen, wie es dir in deiner Haut, in deinem Körper wirklich geht. Doch sie sind zwiegespalten. Zu groß ist noch die Angst vor deiner Antwort. Die Angst, welche Lawine sie damit lostreten würden. Auch sie haben Wunden, die bis jetzt nicht heilen durften. Sie haben vielleicht nie über ihre Gefühle sprechen dürfen oder es nie wirklich gelernt. Richte deine

Sorgen und deinen Zorn nicht auf sie. Irgendwann werdet ihr euch gegenseitig verstehen. Zusammen mit ihnen wirst du dich hinauswagen vor die Mauer deiner Seele. Ohne Angst, mit nichts als Vertrauen und Liebe. Ahnst du schon, wohin der Weg dich führen wird? Was du alles erleben wirst? Du hast die Kraft, vieles durchzustehen. Du bist nicht verloren, schau auf mich. Ich leuchte dir ein wenig deinen Weg. Finde diesen Lichtstrahl, diesen Funken, deine eigene Liebe. Sie kennt kein Bedürfnis, keine Abhängigkeit, keine Bedingung. Und wenn du sie gefunden hast, wirst du der Mensch sein, der du immer sein wolltest. Immer sein solltest. Durch deine Liebe im Innen wird sich dir die Liebe im Außen zeigen. Durch deine Selbstakzeptanz wirst du Akzeptanz in deinem Umfeld erleben. Du wirst lernen, dass es egal ist, wie laut es in der Welt ist, wenn in dir der Frieden wohnt. Du wirst noch so viel lernen dürfen. Dein Weg ist hier noch lange nicht zu Ende – wenn du dich dafür entscheidest, deinen Weg weiterzugehen. Mit all den Höhen und Tiefen, Enttäuschungen und deinen glücklichsten Momenten. Am Gipfel deiner Träume. Und dieser Weg wird wunderschön sein. Dass er einfach sein wird, davon war nie die Rede. Ich bin stolz auf dich. Ich möchte, dass du weißt, dass ich immer für dich da bin, dass du mir zu jeder Zeit dein Herz ausschütten kannst, dass du dich vor mir nie schämen musst. Dass ich mit dir fühle, wenn du deinen traurigen Blick himmelwärts richtest. Dich fragst, wofür. Darum denke an diesen Brief, wenn das nächste Mal ein Lichtstrahl deine Wange berührt. Denke an mich und meine Liebe zu dir.

Kapitel 4

Fehler sind notwendige Erfahrungen und etwas Positives.

Über Stereotypen und Stereofrauen. Warum uns Schubladen in den Wahnsinn treiben können

Rebell. Jemand, der aufbegehrt, der sich widersetzt. Rebellisch zu sein, bedeutet für mich, das Leben nicht einfach so hinzunehmen, wie es ist, weil es immer schon so war oder nie so sein wird, sondern alles zu hinterfragen, weil man tief im Inneren weiß, dass das Leben mehr bereithält. Es bedeutet: aufzuwachen, seine Wunden zu spüren, nach Lösungen zu suchen und, wenn nötig, das eigene System niederzureißen, brennen zu sehen, um es dann neu aufzubauen.

Eine Rebellion beginnt im Herzen und manifestiert sich in jedem Gedanken, in jeder Handlung und in jeder Gewohnheit, die wir zu ändern bereit sind. Denn damit sich etwas ändert, müssen wir verändern.

Ich, ein Rebell?

In der Hauptschule, als elfjähriges Mädchen, konnte ich mir nie vorstellen, mich eines Tages wie ein Rebell zu fühlen – war ich doch genau das Gegenteil eines Menschen, der dem Leben mit seinen Regeln, seinen Strukturen und Schubladen die Stirn bieten konnte. Mit 18 war ich jedoch an einem Punkt in meinem Leben angekommen, an dem ich zum Rebell wurde. Zum Rebell werden musste, um den Sinn hinter diesem Schmerz zu verstehen. Um meinem gewohnten Umfeld den Rücken kehren zu können und mir damit selbst zu begegnen. Es gab viele Momente, in denen ich lieber meinem Gefühl vertraut hätte, als einem festgefahrenen Programm zu folgen und den Schein zu wahren. Doch sobald ich mit der Wahrheit konfrontiert wurde, dass sich meine Seele und mein Körper im Krieg befanden, ergriff ich die Flucht.

Da gab es diesen einen Schlüsselmoment mit meiner Mama. Es ging um Dokumentationen über Transgender, die Anfang der 2000er-Jahre vermehrt im Fernsehen ausgestrahlt wurden. Auch an jenem Abend im März. Ich stand in der Küche, war beim Zwiebelschneiden und ließ meinen Blick immer wieder durch die Küchentür Richtung Fernseher wandern. Dort, wo sich meine Mama gerade eine dieser Dokus ansah. Sie fragte mich mehrmals, ob ich mich nicht zu ihr auf die Couch setzen möchte. Ich müsse mir das ansehen, dieses Thema sei so interessant. Ich blockte ab. Ich spürte, dass sie etwas beschäftigte, dass sie nervös war und mir irgendetwas Wichtiges mitteilen wollte. Aber ich ließ es nicht zu und wendete mich ab. Zu groß war meine Angst, sie könnte mich genau auf meine große Wunde ansprechen. Ich würde meine Maske verlieren. Jetzt weiß ich, dass sie sich zu diesem Zeitpunkt sehr viele Gedanken und Sorgen über mich und mein Leben gemacht hat. Sie fühlte, dass etwas für mich nicht mehr stimmte, dass mich etwas belastete. Doch sie war sich nicht sicher, was genau der Grund dafür war. Oder sie wollte sich nicht sicher sein. Denn seit einiger Zeit konnte sie die einzelnen Puzzleteile zusammensetzen, die langsam ein Gesamtbild ergaben, und begann, ihrer Intuition zu folgen. Begann, den Grund zu erkennen, warum mich als Frau keine Männer interessierten. Mama war hin- und hergerissen. War ihre Tochter lesbisch? Oder wollte sie gar als Mann leben? Plötzlich – ich war ganz vertieft in das Belegen meines Toasts – hörte ich meinen Namen: „Anja? Könntest du dir vorstellen, so zu leben?“

Ich ließ das Messer fallen, schnappte nach Luft und ein schriller Schrei der Empörung bahnte sich explosionsartig seinen Weg aus meinem Herzen mitten in diese Wohnzimmerszene. In Rage schmiss ich meiner Mutter all meine Wut und Verzweiflung vor die Füße, rannte in mein Zimmer, knallte die Tür zu und schwor mir, sie nie wieder zu öffnen.

Ich hatte mich und mein Geheimnis verraten.

Ich schob meine Familie an diesem Abend nicht nur aus meinem Zimmer, sondern aus meinem Leben. Durch meine Wut konnte ich sie auf sicheren Abstand halten. Es war ein emotionales Chaos, das sich durch mein Verhalten in einen Irrgarten verwandelte, aus dem weder ich noch meine Familie einen Ausweg fand. Meine Reaktionen waren unberechenbar, meine Emotionen undurchschaubar und mein Vorgehen war radikal. Von einem Moment auf den nächsten besuchte ich meine Verwandten nicht mehr und feierte mit ihnen weder Hochzeiten noch Geburtstage. Obwohl ich noch zu Hause in meinem Kinderzimmer wohnte, hatten sie in meinem Leben keine Priorität mehr und das ließ ich sie spüren. Ich ging und kam, wann es mir passte. Gab ihnen keine Antwort darauf, wohin ich mitten in der Nacht fuhr und was ich tat, und schon gar nicht, was in meinem Kopf und meinem Herzen vorging. Und ich gab ihnen mit der Zeit auch keinen Grund mehr, nachzufragen. Ein *Uns* gab es zu diesem Zeitpunkt nicht mehr.

Meine innere Kapitulation wurde plötzlich zur Revolution und nahm mit einem Schlag ungeahnte Formen im Außen an. Ich überschritt die Grenzen meines gewohnten Umfeldes, verließ meine Komfortzone, die für mich ohnehin schon längst unbequem geworden war. Wollte gegen den Strom schwimmen, zurück zu meiner Quelle, meiner

Wahrheit. Ich wollte raus. Raus aus diesem Haus, aus diesem Dorf, aus diesem Leben. Alles fühlte sich für mich so fremdbestimmt an. Und raus aus diesem imaginären Mantel, der inzwischen so schwer geworden war, dass er mir die Luft zum Atmen nahm.

Auch wenn ich mich zu diesem Zeitpunkt im emotionalen Chaos befand – die Klarheit darüber, dass ich mein Leben selbstbestimmt gestalten wollte, gab mir die nötige Kraft, mir selbst die rettende Hand zu reichen. Ich wollte mein altes Leben hinter mir lassen, raus aus dieser Inszenierung, nicht mehr schauspielern – weder vor mir selbst noch vor der Welt.

Ich war volljährig, alt genug, für mich selbst einzustehen, und dank Führerschein nun endlich unabhängig. Ich musste niemanden um Erlaubnis fragen, ob der Weg, den ich für mein Leben einschlagen wollte, der richtige war, oder ob sie damit einverstanden waren, dass ich machte, was ich wollte. Und ich wollte Polizist werden, mir meinen Traum verwirklichen und mir meine Zukunft Stück für Stück selbst aufbauen. Ich ließ mich nicht davon abbringen. Auch nach zwei Absagen von der Polizeischule, mehreren nicht besonders aufregenden Überbrückungsjobs für die Zeit zwischen den Aufnahmetests, einem Gesundheitsattest eines Innsbrucker Arztes, das mir aufgrund meiner jahrelangen Herz- und Lungenprobleme fast einen gewaltigen Strich durch die Rechnung gemacht hätte, und dem vergeblichen Versuch meiner Familie, mir klarzumachen, dass dieser Beruf für mich vielleicht nicht der passende war. Ich beharrte auf meiner Entscheidung und verfolgte stur meinen Plan A. Ich hörte sie nicht, ich hörte nur mich und die Freiheit rufen. Und mit meinem Auto, meiner neuen Unabhängigkeit und meinem hart erkämpften Platz an der Polizeischule in Vorarlberg begann ein neues Leben.

Meine Zeit in der Polizeischule – Traum vs. Realität

Schon als Kind war es immer mein Wunsch gewesen, Polizist zu werden. Dieses Bedürfnis, Menschen zu helfen, war und ist tief in mir verwurzelt. Und einige für mich sehr wichtige Menschen in meiner Familie sind nicht nur selbst seit Jahrzehnten bei der Polizei, sie waren mir auch immer eine Inspiration. Ich wollte so sein wie sie und diese Berufung zu meinem Beruf machen. Ich konnte regelrecht den Wind unter meinen Flügeln spüren und eine frische Brise, die mich wegtrug. Weit weg von meinem alten Ich, meiner Familie und meinem gewohnten Umfeld. Von all der Kritik, den verletzenden Worten und der Bloßstellung. Nie wieder wollte ich mich dafür rechtfertigen, zu sein, wer ich war. Nie wieder wollte ich die urteilenden Blicke der Leute aushalten, die mir das Gefühl gaben, dass sich so, wie ich mich verhielt, kein Mädchen verhält. Und auch kein Junge. Nie wieder wollte ich mich verstecken, um nicht Opfer von Mobbing und Hass-Attacken zu werden. Und nie wieder wollte ich jemandem einen Grund geben, sich für mich schämen zu müssen. Was auch immer das heißt ...

Ich konnte mein Leben selbst bestimmen. Dieser Gedanke schenkte mir ein gewaltiges Stück Freiheit – und zugleich das Gefühl der Leere, der Anspannung und Nervosität. Solche Emotionen bringt ein Neuanfang aber wohl mit sich.

Ich packte meinen Koffer voll Erwartung, Hoffnung und Mut und war mir sicher, dass ich diesen Weg gehen wollte. Einen Weg, der mir das Gefühl gab, dass er nach all den anfänglichen Schwierigkeiten und der Meinung meiner Familie zufolge steinig werden würde. Der mich viel Kraft kosten könnte – und die Verbindung zu den Menschen, die ich meine Familie und meine Freundinnen und Freunde nannte. Der mich an vielen hunderten Weggabelungen vorbeiführen würde – nur, um sicherzugehen, dass ich mein Ziel nicht aus den Augen verliere und bei mir ankomme. Der von mir verlangte, einen Teil meiner Identität zurückzulassen. Eine Identität, von der ich nicht einmal mehr wusste, ob es sie wirklich noch gab. Ich fragte mich täglich aufs Neue, wer ich war. Die, die ich war, wollte ich nicht mehr sein. Und diese Polizeischule fern meiner Heimat sollte mir dabei helfen. Ich war mir sicher, dass mich dieser Ort für immer verändern würde. Und das tat er auch.

Tagebucheintrag: Die Fassade bröckelt

Es ist Freitag. Ich sitze in der Polizeischule in Feldkirch. Ein Tag wie jeder andere. Nichts Besonderes ... außer, dass ich wieder fünf Tage durchgehalten habe. Freitags nach der Schule fahre ich normalerweise nach Hause. Nur heute nicht, denn morgen ist eine Veranstaltung, an der ich verpflichtend teilnehmen muss. Nicht so wie die Leistungstests, für die ich mich fast jedes Mal krankschreiben lasse, oder die Unterrichtsstunden, die ich entweder schwänze oder in denen ich nur körperlich anwesend bin. Ich muss da wirklich hin. Sonst schmeißen die mich echt bald von der Schule. Ich sitze gerade in einer Vorlesung über die Straßenverkehrsordnung. Der Stuhl, auf dem ich schon seit mehreren Stunden sitze, fühlt sich noch genauso ungemütlich und hart an wie heute Morgen. Und obwohl niemand direkt neben mir sitzt, brennt mir der penetrante Geruch von Schweiß in der Nase. Es ekelt mich an. Mit jedem Atemzug werde ich apathischer. Die Worte meines Lehrers kommen nicht mehr zu mir durch, nicht mehr an mich ran. Sie rücken in weite Ferne und ich in den Mittelpunkt. Ich höre mein Herz rasen und mich selbst schreien. Ein Schrei, den nur ich hören kann. So wie meinen Wunsch, mich endlich aus dieser Situation zu befreien und abzuhauen. Ich will hier raus. Ich will hier nicht sein. Ich befinde mich im Kampf-oder-Flucht-Modus – *nur dass ich keine Kraft mehr habe zu kämpfen. Die Pfeile meiner Schulkameradinnen und -kameraden – Pfeile der Verurteilung, des Andersseins, des Alleinseins, des Hasses und der Ausgrenzung – stecken in meinem Körper. Davor kann mich nicht einmal mehr meine Uniform, meine Rüstung schützen. Genauso wenig wie vor diesem Stempel, den sie mir jedes Mal wieder auf meine Stirn drücken:*

„Du gehörst hier nicht hin."

„Du gehörst nicht zu uns."

Außenseiter sein kann ich mittlerweile gut. Das habe ich mir schließlich jahrelang antrainiert. Nie gehörte ich irgendwo dazu. Auch wenn ich mir das immer gewünscht habe, sabotierte ich mich selbst und stellte mich aus Angst vor der Bewertung anderer auf das Abstellgleis. Das macht mich nicht unbedingt glücklicher, aber ich fühle mich sicherer. Und mein Sicherheitsgedanke bringt mich auch dazu, dass ich immer schon im Unterrichtsraum sitze, noch bevor meine Schulkameradinnen und -kameraden den Raum betreten, und ich der Letzte bin, der wieder geht. Aber nicht, weil mich die Schule so sehr interessiert, sondern weil ich nicht will, dass mir irgendjemand im Rücken sitzt. Und weil ich die Blicke und Worte, die sie mir heimlich und bewusst zuwerfen, nicht ertrage.

„Du bist doch nicht normal!", höre ich sie sagen.

„Du bist kein Mädchen, aber auch kein Junge."

„Was bist du? Ein Mannsweib, eine Lesbe?"

„Wir wollen dich hier nicht haben. Hau ab!"

Aber ich haue nicht ab. Ich habe das gleiche Recht, hier zu sein, wie jede und jeder in diesem Raum. Auch wenn ich am liebsten wirklich einfach abhauen würde. Aber um hier zu sein, habe ich einfach zu viel gekämpft und zu viel gegeben. Vor allem mein Ego hat gekämpft und kämpft immer noch. Es hört gar nicht mehr auf zu kämpfen. Warum? Weil ich diese

Schule nicht abbrechen darf. Auf keinen Fall! Das würden ich und mein Ego nicht verkraften. Was ich anfange, das ziehe ich auch durch. Versager zu sein steht nicht auf dem Plan. Diesmal nicht! Zu viel Hoffnung steckt in dieser Schule.

Von dieser Schule und dieser Uniform habe ich schon immer geträumt. Solange ich denken kann. Mich fasziniert dieser Beruf einfach, die Verantwortung und der Stellenwert, den die Polizei bei uns, besonders im Dorf, hat. Viele Männer in meiner Familie trugen und tragen immer noch diese Uniform – die gleiche, die ich jetzt trage. Schon als Kind hat es für mich nichts Schöneres gegeben als den Gedanken, endlich Polizist zu sein. Ich konnte nicht schnell genug erwachsen werden, damit es endlich so weit war.

Und jetzt sitze ich hier – in der Polizeischule.

Mittlerweile bin ich im Studentenheim angekommen. In der kleinen Wohnung, die ich mir mit zwei Frauen teile. Anna und Steffi. Die beiden sind okay. Anna ist mir gegenüber die meiste Zeit einfach nur diplomatisch, wenn es um die blöden Sprüche der Macho-Männer geht, die sich wieder einmal mitteilen müssen. Sie mischt sich nicht ein. Und Steffi, die hat weder ein Problem mit mir noch mit sonst irgendwem. Sie würden sich beide nicht unbedingt vor mich stellen, aber sie rammen mir auch kein Messer in den Rücken. Sie sind einfach nur da. So habe ich mir das alles nicht vorgestellt. Ich und zwei Frauen. Na super! Keine Möglichkeit, mich wirklich zurückzuziehen, und immer solche Themen wie Männer und Menstruation, die bis ins kleinste Detail und zum Gipfel des Nichtertragens besprochen werden. Wer wo und wann mit wem in die Kiste springt. Warum das heute gerade alles nicht geht – Stichwort Regelblutung. *Und dass sie ja trotzdem alle zusammen was trinken gehen können, auch wenn man danach nicht zusammen im Bett landet. Gratulation, das brauche ich im Moment. Das und die Schule, die sich gerade als Horrorshow entpuppt.*

Ja, das Bild von damals hat sich wirklich verändert. Drastisch verändert. Es ist mir ja sowas von fremd. Aus Fantasie wurde beinharte Realität. Die Farben sind nicht mehr so leuchtend und von der Vorfreude, der riesengroßen Vorfreude, ist nicht mehr viel übrig. In Luft aufgelöst … wie Alkopops nach einer Studentenparty. Um ehrlich zu sein, fühle ich mich gerade echt einsam. Alles ist so still. Außer der Party einige Zimmer weiter. Anna und Steffi sitzen gerade mit Freundinnen und Freunden zusammen, trinken Bier und feiern. Ich höre Gigi D'Agostinos L'amour toujours, *Annas lautes Lachen und die Klotür, die gefühlt im Minutentakt von Steffi zugeknallt wird. Mir ist nicht nach Feiern. Mein Durst nach Freiheit ist gestillt. Mehr noch – ich ertrinke gerade in Freiheit, die nicht nach Freiheit schmeckt. Eher nach dem bösen Kater am Tag danach. Wenn ich etwas geschafft habe, dann, dass ich von einem Käfig in den nächsten gewandert bin. Nur, dass es hier kein Larifari gibt, sondern harte Disziplin. Punkt 5:00 Uhr Tagwache, eine harte Einheit Morgensport und meinen Tag selbst organisieren: lernen, putzen, waschen, kochen, mich nicht verzetteln, meine Prüfungstermine einhalten und natürlich immer darauf achten, dass meine Uniform sauber ist. Das ist alles gar nicht so einfach. Besonders die Sache mit der Uniform.*

Diese Uniform.

Ich war mir so sicher, dass sie mir helfen würde. Mit einer Uniform unter Männern. Hier würde ich mich wohlfühlen. Mit der Uniform gebe ich zwar ein Stück weit mich an der Eingangstür ab, aber das schützt mich vor Angriffen. Wie eine Mauer stellt sie sich vor mich hin. Und das tut sie. Jeden Tag. Wenn ich sie anhabe, funktioniere ich. Sobald ich meine Uniform trage, bin ich in einer neuen Welt voll von Regeln, Hierarchien und Gesetzen. Hier bin ich klar, konsequent und greife durch. Eigentlich ziemlich positive Dinge, auch wenn mir manchmal erst später auffällt, wie viel ich hier schon lernen durfte. Und vor allem, wie viel von mir selbst.

Denn aus der Uniform geht es direkt in die Gemeinschaftsdusche. Und unkontrolliert in meine Panik. Zusammen mit zwei Frauen in einem Zimmer zu leben, ist eine Herausforderung für mich. Zwölf Stunden am Tag als Anja funktionieren zu müssen, bringt mich an meine Grenzen. Aber zusammen mit 15 Frauen unter der Dusche zu stehen, das ist zu viel. Mich vor all diesen Frauen auszuziehen, mich nackt zu zeigen, mich nicht verstecken zu können und so zu sein, wie ich mich selbst nicht einmal im Spiegel betrachten kann, ist Folter für mich.

Und bricht mich. Jeden Tag ein Stück mehr.

Wie damals als pubertierendes Mädchen.

Es hat sich nichts verändert.

Dieses Bild hat sich in mein inneres Auge gebrannt. Und ich kopiere es jeden Tag wieder. Ich sehe, wie ich vor meinem Spind stehe. Meine Jacke hängt vor mir, meine Hose ist aufgeknöpft, meine nackten Zehen krallen sich in den feuchten Boden der Umkleide. Ich fahre mir langsam mit meinen Fingern durchs Haar, zurück zu meinem Genick, wo ich meine Hände ineinander verschränke. Platz mache für einen tiefen Atemzug. Meine Augen sind geschlossen. Das Lachen der Frauen aus der Gemeinschaftsdusche ist nicht zu überhören. Sie kichern, klingen unbeschwert, haben Spaß und erzählen sich gegenseitig, was sie heute noch alles vorhaben. In welche Kneipe sie heute gehen, mit welchen Typen sie sich heimlich treffen und mit welchen nicht so heimlich. Ob sie mich fragen, ob ich mitkomme? Nein. Ob ich mitgehen würde? Nein. Ob ich mitgehen möchte? Ja, aber nicht als Frau, sondern als Mann. Nur, dass die Männer mich niemals fragen, ob ich mitgehe. Sie belächeln mich, nehmen mich weder als potenziellen Flirt wahr noch als Freundin. Warum sollten sie dann auch ein Bier mit mir trinken gehen? Lieber ignorieren sie mich und belächeln mich weiter.

Ich ziehe mich aus. Jetzt ist nicht nur mein Körper nackt, auch meine Seele fühlt sich völlig schutzlos. Ich betrete die Dusche, gehe vorbei an all den Frauen. Ein Traum für jeden heterosexuellen Mann, der ich ja tief in meinem Inneren bin. Aber meine eigene Weiblichkeit hindert mich daran. Ich lehne in diesem Moment alles Weibliche ab – an mir und an den Frauen. Und ich wende mich ab. Zu viel Nacktheit und Realität. Alles erinnert mich daran, wer ich bin und wer ich nicht bin. Dass ich mit 15 Frauen unter der Dusche stehe und mich das eigentlich ziemlich scharf machen müsste. Und dass ich verdammt nochmal in die Männerdusche gehöre. Dorthin, wo die Männer sind. Und dieser herbe und verschwitzte Geruch einer Männerumkleidekabine, den ich hier vergeblich suche. Nicht dieses süße und blumige Duschgel, das mich gerade auf den Boden der Tatsachen zurückholt, den Boden der nackten Tatsachen. Voller Hemmungen und Stress nehme ich meine Seife in die Hand und beginne, mich zu waschen. Reinzuwaschen von all dem Dreck, den ich heute erlebt habe, und der Scham, die ich jeden Tag immer wieder aufs Neue in dieser Dusche finde.

Ja, Scham. Ich schäme mich, mich mit Brüsten und einer Vagina zu zeigen. Das war früher so, das ist heute so. Nein, heute schäme ich mich noch viel mehr dafür. Die Abneigung gegen meine weiblichen Geschlechtsorgane hat ein bahnbrechendes Ausmaß erreicht. Hallo, Resignation. Ich bin weit davon entfernt, mich und meinen Körper zu akzeptieren, anzunehmen oder gar zu lieben. Oder überhaupt ein Gefühl für meinen Körper zu entwickeln. Meine Seele verabschiedet sich jedes Mal aufs Neue, flüchtet aus diesem Körper, der nicht meiner sein kann.

Und ich … ich weine jeden Tag, jede Nacht, jede freie Minute, in der ich versuche, mich zurückzuziehen und nur für mich zu sein.

Was habe ich mir nur dabei gedacht? Dass Kleider Menschen machen? Und diese ganze Nacktheit im totalen Chaos endet? Was will ich denn eigentlich? Jetzt bin ich endlich von zu Hause weg, das habe ich mir doch immer gewünscht? Polizist sein. Ich verfolge doch meinen Traum, oder? Noch ein Jahr, dann ist das mit der Schule, dem Mobbing und diesen irrsinnigen Gemeinschaftsduschen erledigt. Dann wird mein Traum vom Leben als Polizist endlich wahr. Ja, es stimmt. Ich kann mich nicht verstecken und erst recht nicht hinter einer Uniform. Und dennoch – ich brauche sie zum Überleben. In ihr fühle ich mich unantastbar. Sie schenkt mir ein beruhigendes Gefühl der Sicherheit. Darum mache ich alles, was von mir verlangt wird. Ich lerne, besuche regelmäßig den Unterricht und schaue, dass alles nach Plan verläuft. In meinen Alltag passt. Bis zum Abend. Dann, wenn der Unterricht zu Ende geht, ich meine Uniform auf den Kleiderbügel hänge, schließe ich nicht nur die Tür zu meinem Schrank, sondern zu einer kontrollierbaren Welt. Ohne sie bin ich machtlos, verletzbar, verliere den Boden unter den Füßen.

Es ist schon zum Ritual geworden, wie ich meinen Tag beginne und wie er endet. Uniform an, Uniform aus.

Wenn ich aufwache, die Sonne durch das Fenster scheint, holt mich in der ersten Minute meines Morgens bereits meine Vergangenheit ein. Oder meine Gegenwart. Ich kann beides zurzeit nur schwer aushalten. Ich öffne meinen Schrank, hole meine Uniform heraus und bin ein Teil von etwas – von diesem System, meiner Schule und einem Leben, das ich mir einmal so gewünscht habe. Ich lerne, für mich einzustehen, nicht nachzugeben, meine Meinung klar zu vertreten. Diese Lektion ist ungewohnt, hart und wertvoll zugleich. Und notwendig – nicht nur für mich als Schülerin dieser Polizeischule, um die Ausbildung erfolgreich abschließen zu können, sondern auch für mich als Mensch.

Ich bereue es nicht, hier zu sein. Diese Schule ist der erste Schritt in die richtige Richtung, in mein Leben als Mann.

Denn sie prägt mich – und das zwar nicht immer nur positiv, aber sie zeigt mir, dass ich für mich einstehen muss. Sie bringt mich an meine Grenzen und weit darüber hinaus. Und ja, damit kommen eine Menge unbewusster Emotionen und Muster an die Oberfläche. Aber aufgeben? Niemals. Was, wenn das genau der Job ist, den sich das Leben für mich ausgesucht hat? Meine Bestimmung? In dem ich endlich so richtig aufgehe und der mich glücklich macht? Immerhin träume ich schon eine halbe Ewigkeit davon, endlich Polizist zu sein. Nicht Polizistin.

Vielleicht würde ich mich als Mann an dieser Schule ganz anders verhalten? Natürlicher, mutiger, authentischer. Da gäbe es keine Horrorszenarien in der Gemeinschaftsdusche. Ich müsste keine Rolle spielen, keinen Schein wahren und eine für mich falsche Identität künstlich am Leben erhalten, um am Abend emotional zusammenzubrechen. Alles könnte viel einfacher sein. Aber vielleicht ist gerade das die Aufgabe. Was tun, wenn's mal nicht einfach geht? Aufgeben oder durchhalten? Für mich, für Ricardo, für das Ziel. Und das sehe ich ganz klar vor mir: die Schule positiv abschließen, heil aus dieser beschissenen Lage rauskommen, Polizist sein und endlich der Mann, der ich sein möchte. Das kann niemand für mich erledigen – nur ich selbst. Darum stehe ich jeden Morgen wieder auf, öffne meinen Schrank, hole meine Uniform raus und funktioniere. So lange, bis ich nicht mehr funktionieren muss, sondern endlich lebe. Meinen Traum voll und ganz lebe.

Trage ich Uniform, bin ich Anja

2010 war es dann so weit. Ich hatte die Polizeischule erfolgreich abgeschlossen und durfte meinen Dienst als Polizist im Tiroler Oberland antreten. Stimmt schon, ganz realisiert hatte ich meinen Traum bis zu diesem Moment noch nicht, da ich ja eigentlich kein Polizist war, sondern eine Polizistin. Aber die Schule hatte ich hinter mir gelassen und ich konnte mich auf meinen Job konzentrieren. Und der machte mir Spaß. Ich hatte das Ziel, das ich schon als Kind verfolgt hatte, erreicht. Ich konnte mit Menschen arbeiten, war Freund und Helfer. Nur, dass eine halbe Welt zwischen meiner Definition dieser Begriffe und derer meiner Vorgesetzten lag. Klartext: Ich half zu viel und strafte zu wenig. Und das auch noch in einem Dorf! Da muss man sich schließlich den Respekt der Bewohnerinnen und Bewohner erarbeiten. Aber bitte mit Strafzetteln und Kontrollen. So, wie es die Gesetzesgrundlage vorsieht. Und am besten noch mit einem ermahnenden Ton zu Beginn des Gesprächs, damit man seine Stellung klar untermalt. Wir waren in dieser 3000-Seelen-Gemeinde stets präsent und versuchten, so gut es ging, für Recht und Ordnung zu sorgen.

Wie an jenem Morgen. Ich hatte Frühdienst und sollte Kinder am Schulweg beaufsichtigen. Ein roter Polo näherte sich, am Steuer eine Frau, drei Kinder im Auto. Auf den ersten Blick sah ich: Keines der Kinder war angeschnallt und die Mutter total überfordert. Sie war spät dran, wollte die Kinder nur schnell in den Kindergarten bringen. Ihre Überforderung war ihr ins Gesicht geschrieben. Ich konnte mich in diesem Moment in ihre Lage versetzen und mir denken, dass ihr die Situation komplett über den Kopf gewachsen war. Obwohl ich andererseits auch wusste, dass sie sich falsch verhielt. Laut Vorschrift hätte sie eine Anzeige bekommen müssen, was womöglich nicht nur finanziell, sondern auch emotional für viele Schwierigkeiten gesorgt hätte.

Aber noch viel schlimmer wären die fatalen Folgen gewesen, die ihr Handeln hätte haben können. Die hatte ich ihr dann eindringlich erklärt. Sie weinte und war schockiert über ihr eigenes Handeln – und darüber, dass sie sich diese Gedanken nicht gemacht hatte, bevor sie losgefahren war.

Ich habe die Frau an diesem Tag nicht gestraft. Ich habe sie weiterfahren lassen – nachdem sie ihre Kinder angeschnallt hatte. Sie war mir unendlich dankbar, dass ich ihr die Augen geöffnet und ihr damit gezeigt hatte, dass kein Zeitdruck der Welt ihr Handeln rechtfertigen würde. Ich bin überzeugt, dass Aufklärung und Empathie in dieser Situation weit mehr erreicht haben als eine Geldstrafe. Und dass dies die wahre Aufgabe von Polizistinnen und Polizisten ist. Nicht blind abstrafen, sondern das Vergehen in einen Kontext stellen und die Gesamtsituation des Menschen betrachten. Natürlich muss das Recht siegen, aber ist es nicht genauso wichtig, dass Menschen, die etwas falsch gemacht haben, daraus lernen können, um es beim nächsten Mal besser zu machen? Welchen Sinn macht es, wenn ich eine Frau mit drei Kindern aufhalte, sie blind strafe und ihr eine Anzeige aufbrumme, die sie dann nach Vorschrift bezahlt, aber noch lange nicht klar ist, ob sie ihr Verhalten das nächste Mal ändern wird. Druck erzeugt Gegendruck. Und wenn Menschen spüren, dass sie dem Gegenüber komplett ausgeliefert sind, reagieren sie selten mit Verständnis. So waren zumindest meine Erfahrungen.

Mein Vorgesetzter sah das jedoch ganz anders: Ich bekam eine Abmahnung und sollte mich gefälligst an die Regeln halten – vor allem als Gesetzeshüter müsste dieses Verhalten unausgesprochen klar sein. Nur so würde ich meine Uniform mit Stolz tragen können.

Nach diesem Vorfall verhärteten sich die Fronten.

„Nur, weil du eine Föger bist, hast du es geschafft, bei der Polizei zu landen.“

Meine Meinung dazu? Diese Aussage war fehl am Platz. Das ist wahrscheinlich einer der typischen Sätze, die man in einem Dorf hört, wenn Neid und Missgunst sich einmischen und mitreden wollen. Das war klar. Wenn sich die Gesellschaft keinen Reim darauf machen kann, wie ein Mensch wie ich dazu kommt, einen Job wie den einer Polizistin auszuüben, dann muss es eine große Portion *Vitamin B* sein. Alles, nur nicht mit rechten Dingen kann es zugegangen sein, dass ich in Uniform eine Gesetzeshüterin der Republik war. Gar nicht auszudenken, welche Kommentare ich mir anhören hätte müssen, hätte ich damals wirklich die Schule geschmissen.

„War klar, dass *die* das nicht schafft."

„Wenn jeder so einen Job machen könnte, dann wären alle anderen ja blöd, die zur Schule gegangen sind und mit Auszeichnung bestanden haben."

„Das musste in die Hose gehen, bei der Vorgeschichte. Einmal Loser, immer Loser."

„Und was Hermann wohl dazu sagt? Der wird sich in Grund und Boden schämen."

Stimmt, was hätte Hermann wohl dazu gesagt? Der Postenkommandant im Dorf. Wahrscheinlich das, was er mir schon gesagt hat, bevor ich mit der Schule begonnen habe. Dass *Polizist-Sein* nicht mehr das war, was es früher einmal gewesen war, und dass der Beruf womöglich nicht so war, wie ich ihn mir immer vorgestellt hatte. Nicht mehr und nicht weniger. Kein Drama, keine Verbannung aus meiner Familie. Das ist in einem Dorf eben nicht das Entertainment, das sich manche Menschen wünschen. Und so hatte ich die Schule dann eben doch noch positiv abgeschlossen und konnte meinen Dienst antreten. Ganz ohne *Vitamin B*, aus eigener Stärke und ganz offiziell mit Dienstmarke und Uniform.

Meiner Uniform.

Sie war mehr als nur eine dunkelblaue Hose, eine Jacke und eine Tellerkappe. Sie war nicht nur mein ganzer Stolz, meine Rüstung und Mauer. Sie war meine perfekte Tarnung.

Tagsüber trug ich sie, um mich der Gesellschaft zugehörig zu fühlen. Und abends, wenn ich sie ablegte, schlüpfte ich von einer Identität in die andere. Tauschte die Dienstkleidung einer Polizeifrau gegen das geheime Liebesleben eines Mannes. Schon vor der Polizeischule – mit meinem ersten Auto mobil und unabhängig – hatte ich begonnen, mir ein zweites Leben aufzubauen. Ein männliches. Mit einem männlichen Namen, einer männlichen Geschichte und einem Profilbild, das nicht erahnen ließ, wie weiblich dieser Mann war. Nur: Dieser Mann, den ich auf all diesen Online-Plattformen darstellte, war ich wirklich. Mit meinem Körper, meiner Seele, meinen Wünschen und Bedürfnissen. Das erste Mal in meinem Leben war ich glücklich und in der Wahrnehmung der Frauen, die ich im Internet traf, derjenige, der ich tief in meinem Innersten schon immer war.

Ricardo.

Und wann bin ich Ricardo?

„Hi, ich bin Ricardo."

Jeder Anschlag auf der Tastatur unterbrach die einsame Stille der Nacht. Ein Satz, der so selbstverständlich wirkt. Nur nicht für mich. Für mich war dieser Satz wie mein Ticket in eine andere Welt. Eine, in der es nur Ricardo gab.

Schon alleine diesen Namen unter meinem Profilbild stehen zu sehen, machte mir Mut, dass dies der erste Schritt in meine neue Zukunft werden könnte. Ich hatte mir diesen Vornamen sorgfältig ausgesucht, um meiner neuen, meiner wahren Identität eine echte Bedeutung zu geben. Und so fiel die Wahl schnell auf den Namen *Ricardo*. Er erinnerte mich an den Süden, an Familie, an glückliche Tage am Meer. Meinen Urlaub verbringe ich jedes Jahr, damals wie heute, am Strand. Als Kind mit der ganzen Familie, als Jugendliche, als Frau und als Mann. Aber auch die Bedeutung dieses Namens passt einfach zu mir: der Entschlossene, der Starke. Und das war ich – ich war fest entschlossen, dieses neue Leben zu leben.

Ich tauschte mich mit den unterschiedlichsten Menschen aus, schloss Freundschaften und lernte Frauen kennen. Dieser virtuelle Chat mit der anonymen Sicherheit, dass niemand in Frage stellen würde, wer Ricardo wirklich war, wurde mein zweites Zuhause. Für mich gab es nichts Wichtigeres mehr, als am Abend nach Hause zu kommen und in *meine Welt* zu flüchten. Familie, Freundinnen und Freunde, Hobbys, mein Privatleben – alles schaltete ich auf Stand-by, nur um genug Energie für mein scheinbar echtes Leben im Internet zu haben.

Denn dort hatte ich endlich ein Mädchen kennengelernt. Und nach einigen Monaten mit meinem neuen Profil, unzähligen Nachrichten und Liebesnotizen, die Bücher hätten füllen können, und einer gefühlten Ewigkeit, die ich vor dem PC verbracht hatte, kam die Frage der Fragen, die ich mir so gewünscht und vor der ich mich so lange gefürchtet hatte:

„Sollen wir uns nicht mal *in echt* treffen?"

So nahm die Vorfreude die Panik an die Hand und wollte mit ihr am liebsten gleich loslaufen. Aber stopp! Natürlich wollte sich Ricardo mit diesem Mädchen treffen. Aber Anja? Wie sollte das funktionieren? Immerhin war ich im echten Leben eine Frau!

Es funktionierte. Ich verließ abends als Anja das Haus, traf mich mit Caroline und kam spätnachts als Anja wieder zu Hause an. Dazwischen war ich Ricardo. Mit Körper und Seele. Der Wunsch nach einer echten Beziehung war mittlerweile so groß, dass er meine Fantasie beflügelte und mich unheimlich kreativ werden ließ, wenn es darum ging, Ricardo in Szene zu setzen und Anja zu verstecken. Mit jeder Handlung, jeder Idee war ich meiner wahren Identität – Ricardo – einen Schritt näher. Ich spürte Freiheit, Unabhängigkeit und Selbstbestätigung. Ich spürte zum ersten Mal in meinem Leben den Rausch der Verliebtheit und wollte dieses Gefühl nicht mehr loslassen. Was ich hingegen immer mehr loslassen wollte, war Anja und mein weibliches Auftreten in der Öffentlichkeit.

So ließ ich mir meine langen dunkelbraunen Zöpfe radikal abschneiden, trug am liebsten die Poloshirts und die Anzugschuhe meines Vaters, die ich mir heimlich unter den Nagel gerissen hatte, und kleidete mich immer maskuliner. Und meine Brüste? Wurden kurzerhand *weggetapt*. Ich hatte keine großen Brüste, vielleicht Körbchengröße A, und dennoch war es ein enormer Aufwand, mir mit einem Tape die Brust so eng an den Körper zu kleben, dass sie einer flachen Männerbrust ähnelte. Eine Möglichkeit, mich mehr als Mann zu sehen und zu fühlen, die extrem war und die im wahrsten Sinne des Wortes unter die Haut ging: Mit jedem Tape, das ich wieder abziehen musste, riss ich mir ein Stück Haut, ein Stück Anja vom Körper. Schmerzen, die für mich jedoch in keiner Relation zu denen standen, die meine Männerseele in meinem Frauenkörper aushalten musste. Darum ging ich sie ein und wurde mit jedem Mal resistenter gegen die Strapazen, die Schmerzen, den Stress und die negativen Gefühle, die sich immer mehr in mir ausbreiteten. Ich wollte nie jemanden täuschen oder verletzen. Weder meine Familie, die Frauen, mit denen ich mich traf und mit denen ich zusammen war, noch mich. Dennoch tat ich es. Und auch wenn ich tief im Inneren diesen Menschen, Ricardo, nicht erfunden hatte, war meine Identität auf Lügen aufgebaut.

So kam es, wie es kommen musste: Nach einigen Treffen, romantischen Dates, den ersten Berührungen und den süßen Anfängen einer echten Beziehung als Ricardo flog meine Täuschung auf.

„Die Leute sagen, du bist ein Mädchen.

Und du heißt Anja.

Stimmt das?“

Wie aus einem Traum wachte ich plötzlich auf, sah dieser Frau, die ich seit Monaten traf und die ich wirklich zu lieben begonnen hatte, in die Augen ... und bejahte ihre Frage.

Ja.

Klar, nüchtern, ohne Widerstand und ohne den geringsten Versuch, ihr weitere Lügen zu erzählen. Ein Wort, das meinen Lebenstraum wie eine Seifenblase zerplatzen ließ und mich mit rasender Geschwindigkeit in einen Albtraum beförderte. Sie hasste mich. Ich hasste mich. Es war vorbei.

Tränen, Wut und Ohnmacht.

So ließ ich sie an jenem Abend zurück. Ich stieg in mein Auto, startete den Motor, fuhr los und blieb wie immer kurz vor meinem Zuhause an der Waldlichtung stehen, um mir das Tape abzumachen. Nur dieses Mal schmerzte es noch mehr. Nicht auf meiner Haut – in meiner Seele. Die Risse bluteten ... und sie hörten nicht auf.

Bis zu jenem Zeitpunkt, als ich eine neue Frau kennenlernte. Ich war in den Chats nach wie vor als Ricardo unterwegs, holte mir die Liebe, die ich suchte, online und versuchte so den Schein für die Außenwelt mit allen Mitteln aufrechtzuerhalten. Was hatte ich denn für eine Wahl? Hätte ich diesen Weg nicht gefunden, ich hätte nicht mehr leben wollen – ein Leben als Anja war für mich keine Option mehr.

Ich wollte als Ricardo leben.

Und wenn es mir im Moment nicht zu hundert Prozent möglich war, so wollte ich es wenigstens zu 50 Prozent ausleben – auch wenn das bedeutete, mich zu verstecken und ein Doppelleben zu führen. Ich musste mir meine eigene Welt erschaffen und sie mir so gestalten, dass ich weiterleben konnte. Eine Alternative gab es nicht.

Ich setzte alles daran, meine Tarnung noch authentischer, ausgereifter und wasserdichter werden zu lassen und aus meinen Fehlern zu lernen. Ich musste wachsamer sein, klarer und konsequenter. Das Geheimnis meiner wahren Identität hatte oberste Priorität. Ich durfte nicht auffliegen und den Frauen niemals die Wahrheit sagen.

Meine Gedanken leiteten mich an: Wer würde mich denn so lieben? Wer, wenn nicht mal ich es konnte? Wenn sie mich als Ricardo kennenlernen würden, lieben lernen würden, dann wäre es egal, ob ich nun einen Männer- oder einen Frauenkörper hatte. Sie würden sich in *mich* verlieben, in meine Seele, in mein Herz. In Ricardo. Das redete ich mir zumindest ein.

Und so lernte ich meine zweite Freundin kennen. Nicole. Wieder über eine Online-Plattform, wieder als Ricardo. Ich sagte ihr nicht, dass ich eine Frau war. Und immer wenn sie mir näher kam, sich an mich schmiegte, wir uns küssten und es intimer wurde, lenkte ich von mir ab. Ich ließ keine Berührungen zu. Mein Körper war tabu. Bis hier und nicht weiter.

„Ich mag das nicht.

Halt dich bitte an die Regeln.

Da ist meine Grenze und das weißt du.“

Keine weiteren Fragen.

Als ich merkte, dass auch Nicole mir zu nahe gekommen und auch diese Beziehung für mich zu intim geworden war, zog ich die Reißleine. Ich flüchtete einmal mehr. In die

Dunkelheit, in Ablenkung und neue Frauengeschichten. Über sechs Jahre lang immer das gleiche Spiel: Chat, Verliebtheit, Grenze, Flucht. Die Frauen, die ich kennenlernte, waren nun älter, und der Zeitpunkt, an dem ich mit ihnen an der Bettkante saß, kam immer früher. Es wurde von Mal zu Mal schwerer, als Ricardo zu leben, zu lieben und meine Identität aufrechtzuerhalten. Immerhin spielte sich mein Doppelleben zwischen Innsbruck und Landeck ab – der Radius war übersichtlich, die Menschen kannten sich. Die Leute in meinem Dorf und in den Heimatgemeinden dieser Frauen redeten über den Mann, der *eigentlich eine Frau* war und von Dorf zu Dorf zog, um immer *die gleiche Masche abzuziehen*. Die Gerüchte kursierten und bald schon wussten immer mehr Menschen Bescheid über mein *großes Geheimnis*.

In meiner dritten Beziehung sollte mein Doppelleben erneut auf eine harte Probe gestellt werden. Es dauerte nicht lange, bis auch Melanie anfing, mir unangenehme Fragen zu stellen. „Warum schläfst du nicht mit mir? Mach ich was falsch? Findest du mich nicht attraktiv genug? Oder gibt es eine andere?“ Und auch ich war wieder an diesem einen Punkt angekommen, an dem meine Beziehung wie ein Kartenhaus in sich zusammenzufallen drohte. Denn die körperliche Liebe in unserer Beziehung war bis zu diesem Zeitpunkt – vereinfacht gesagt – sehr einseitig. Ich hatte ihr, so dachte ich, alles gegeben, was sie wollte. Ich schenkte ihr meine volle Aufmerksamkeit, ich überschüttete sie mit Berührungen, Komplimenten und Geschenken. Ich küsste jeden Millimeter ihres Körpers. Liebkoste sie, befriedigte sie. Und sie? Sie durfte mich nicht mal anfassen. Wenn sie mit ihren Fingerspitzen meinen Körper entlangwanderte, sinnlich meinen Hals berührte und sich zu sehr meinem Oberkörper näherte, wandte ich mich von ihr ab. Eiskalt. Ich blockte jede Berührung ab, ließ jede Ekstase im Keim ersticken. Ich verstand ihre Verzweiflung, ihre Enttäuschung und Wut. Und dennoch, auch ich war in meiner eigenen Zerrissenheit gefangen, steckte tief im Fahrplan meiner Doppelidentität. Und so führte ich diese Beziehung so lange fort, bis die Situation schlussendlich eskalierte. Und das tat sie wirklich. Nachdem auch Melanie von Freundinnen und Freunden, die mich wiedererkannt hatten, die Wahrheit erfahren und mich damit konfrontiert hatte ... und ich ihr nicht widersprach, warf sie mich aus ihrer Wohnung, ihrem Herzen und ihrem Leben.

Und ich fiel.

Ich fiel immer weiter, immer tiefer. In ein dunkles Loch.

Meine Lebensfreude nahm ab, meine depressiven Verstimmungen nahmen zu.

Mein Seelenleben rebelliert

Schon vor längerer Zeit, bereits in der Pubertät, hatte es für mich Tage gegeben, an denen ich morgens nicht mehr aufstehen wollte, weil ich keinen Sinn mehr in alldem sah und mich weder meiner Klasse noch meinem Spiegelbild stellen wollte. „Solche Phasen sind ganz typisch und normal“, redete ich mir ein. Für wen war die Hauptschule nicht eine halbe oder komplette Katastrophe? Wer fühlte sich nicht mindestens einmal in seinem Leben als Außenseiter? Wurde gehänselt, gemobbt oder schikaniert? Darum riss ich mich zusammen, zog mich zurück und schob meine psychischen und körperlichen Beschwerden gleich mit beiseite. Lungen- und Herzmuskelentzündungen, Suizidgedanken. Meine Seele wollte meine Aufmerksamkeit, wollte mir schon längst etwas aufzeigen. Bedürfnisse, die für mich und für sie lebenswichtig gewesen wären. Und Wege, die in die absolut falsche Richtung führten. Ich bekam keine Luft mehr, konnte das Leben immer weniger in mich aufnehmen. Hörte weder auf mein Herz noch auf meine Seele. Hatte sie schon viel zu oft stumm geschaltet. Im Gegenzug fokussierte ich mich auf meine Gedanken, die mich immer weiter in dieses Loch ziehen wollten. „Du Versager. Du wirst nie genug sein. So wirst du nie geliebt und respektiert werden. Niemand will dich – so, wie du bist." Es fühlte sich an, als hätte auch meine Seele ihre Sachen gepackt und wäre geflüchtet. Raus aus meinem Körper. Dieses Gefühl kannte ich nur zu gut.

Und so führte die gesamte Situation einmal mehr zu einer kompletten Eskalation – einer Eskalation, die mir schon lange vor meiner Zeit in der Polizeischule und lange vor meiner Trennung von Melanie eine Warnung hätte sein müssen. Als meine körperlichen Beschwerden so stark waren, dass ich nicht mehr weghören, wegsehen und *wegfühlen* konnte. Mein Ja zu meinem früheren Leben bedeutete ein Nein zu meiner Gesundheit. Und mit knapp 20 Jahren war ich angekommen am Gipfel meiner Lungen- und Herzprobleme. Auch wenn ich nicht damit gerechnet hatte, dass der nächste Halt für mich auf der Intensivstation sein würde. Es war einen Tag nach meinem Geburtstag. Ich wollte einen Freund in Innsbruck besuchen, ein wenig feiern, abschalten. Als ich plötzlich mitten vor dem Hauptbahnhof zusammenbrach. Ein Arzt, der zufällig in meiner Nähe gewesen war und meinen Kollaps bemerkt hatte, verständigte sofort die Rettung. Der erste Verdacht: Herzinfarkt. Die Diagnose: Lungenembolie. Als ich wieder zu mir kam, lag ich allein in einem weißen, sterilen Zimmer. Die Infusion tropfte, ich atmete. Ja, ich lebte. Aber es fühlte sich nicht an wie leben. Hätte ich sterben sollen, wäre dies wohl der perfekte Zeitpunkt dafür gewesen.

Aber ich lebte. Ich hatte mich in diesem Moment verloren und gleichzeitig wiedergefunden.

Erst viele Jahre später, nach Rehas, ärztlichen Attesten und einem ziemlich harten Jahr, in dem ich mich trotz Herz- und Lungenproblemen auch körperlich für die Polizeischule qualifizieren konnte, erkannte ich, dass meine Symptome und Krankheiten ein Zeichen dafür waren, dass ich meinem Rhythmus nicht mehr folgte und mein Leben nicht mehr bejahte. Und ich spürte tief im Inneren, dass dies ein Geschenk für mich war. Ich musste nur noch lernen, es anzunehmen, auszupacken, und beginnen, wirklich zu leben. Nicht nur zu existieren, hinzunehmen, mich zu verstecken und Entschuldigungen zu suchen, warum mein Leben nicht so verlief, wie es sollte. Sondern wahrhaftig meinen Weg zu gehen. Diese Erkenntnis war jedoch erst der Anfang. In den nächsten Monaten und Jahren sollte noch ein langer Prozess auf mich zukommen und mir die Möglichkeit geben, meinen Mut zu finden und den Glauben an mich selbst. Ich bekam die Chance, zu verinnerlichen, ob ich diese Lektion wirklich gelernt hatte und wie wichtig mir dieses Geschenk wirklich war.

Momentaufnahme

Hier stand ich nun.

Vier Jahre später, vor den Trümmern dieser damals so wertvollen Erkenntnis. Ohne Chance, ohne Mut. Mein Körper und meine Seele wollten aufgeben. Ich wollte aufgeben. Es war dunkel, verdammt dunkel. Und ich wusste: Dieser Weg führte nirgendwo mehr hin.

Weder Anjas Weg, die in ihrer Polizeiuniform regelmäßig ehrenvoll den Dienst antrat, um am Ende nicht Menschen zu helfen, sondern einem System zu dienen, aus dem sie am liebsten ausgebrochen wäre. Und deren Job sie genauso unglücklich machte wie der Gedanke daran, dass sich die Menschen hinter vorgehaltener Hand fragten, ob sie nun ein Mann oder eine Frau war oder gleich beides.

Aber auch nicht Ricardos Weg, der alles daransetzte, von seinen Partnerinnen geliebt und respektiert zu werden – auch wenn das bedeutete, dass er Liebe nur unter bestimmten Voraussetzungen und im Geheimen erleben konnte. Und dass er sich seine Identität immer wieder aufs Neue akribisch aufbauen musste, bevor sie wieder in sich zusammenfiel.

So konnte es nicht mehr weitergehen.

Und so ging es auch nicht mehr weiter. Endstation.

Kapitel 5

Ich liebe und akzeptiere mich so, wie ich bin.

Der Schritt zu mir selbst – Mein Coming-Out

Du bist mir nicht fremd. Ich spürte schon so oft die Kraft, die du im Stande bist freizusetzen. Eine Kraft, die klarer und präziser nicht sein könnte. Exakt triffst du dein Ziel. Nur der helle, ohrenbetäubende Knall kann deinem Tempo folgen und unterstreicht so deine Überlegenheit, deine grenzenlose Macht. Ich habe mit dir Siege gefeiert und Niederlagen weggesteckt. Über Jahre hinweg warst du meine treue Begleiterin und hast für mich nie deine Faszination verloren. Durch dich habe ich entdeckt, wo mein Talent und meine Leidenschaft liegen. Und mit kindlicher Neugier habe ich gelernt, dich zu kontrollieren. Deine zerstörerische Energie in etwas Positives, etwas Ruhmreiches zu verwandeln. Für mich warst du nie nur eine Waffe. Du gehörst zu mir, bist ein Teil von mir. Liegst mir wie selbstverständlich in der Hand. Durch mich bist du deiner Bestimmung gefolgt. Ich habe dich gelenkt und eingesetzt. Zielgenau. Und wie schon unzählige Abende zuvor sitze ich hier mit dir auf dieser harten, knarrenden Holzbank. Über mir ein Wolkenmeer, das sich von einem Berg zum anderen erstreckt. Hinter mir der Schießstand und unter meinen Füßen der Boden, der mir keinen Halt mehr gibt. Heute bin ich nicht hier, um zu trainieren. Heute fühlt sich alles anders an. Endgültiger. Ich wünschte, ich könnte nur einen Gedanken fassen, der so klar ist wie deine Kraft. Ich denke nicht. Ich spüre mich nicht. Es scheint, als ob meine Seele einmal mehr meinen Körper verlassen hat, neben ihm auf dieser

Bank sitzt und wie er keinen Rat mehr weiß. Meine Vergangenheit drängte mich hierher und meine Gegenwart wagt nicht, sich dagegen zu wehren. Und meine Zukunft? Sie versucht, müde und kraftlos ihren Blick abzuwenden. Wie oft habe ich mir die Frage gestellt, was passieren würde, würde ich dich gegen mich verwenden. Würde ich mich als Ziel wählen. Den Finger am Abzug. Gegen mich richten. Würde die Kugel in dieser Waffe meinen Namen tragen. Schon so oft habe ich das Schicksal herausgefordert. Doch immer war die Hoffnung stärker. Dieses Gefühl tief in mir, dass mein Leben schon irgendwie in die richtigen Bahnen wechseln würde. Doch jetzt haben sie mich verlassen – die Hoffnung auf ein selbstbestimmtes Leben und das Gefühl tiefen Urvertrauens. Nur die Angst ist noch immer da. Meine Angst, mich so zu zeigen, wie ich wirklich bin. Und sie ist größer denn je. So groß, dass ich ein Leben lebe, das mich unweigerlich an diesen Punkt bringt.

Mir mit 24 Jahren das Leben nehmen zu wollen.

Mir und meinem Leben mit dieser Waffe ein Ende zu setzen.

Habe ich denn überhaupt gelebt?

Wirklich geliebt?

Ich habe doch noch nicht einmal begonnen und soll jetzt schon wieder aufhören?

Wo ist mein Lebenswille? Wo meine Träume und mein Mut?

Alles ist überschattet von dieser dunklen Wolke – aus Angst.

Nicht die Angst vor dem Tod.

Die Angst vor dem Leben ist es, die meinen Atem ins Stocken bringt und mir den Boden unter den Füßen wegreißt. Dieser Angst habe ich alles gegeben – meine Liebe, meine Träume, mein Leben.

Was Mannsein bedeutet

Als ich eines Tages im Wartezimmer meiner Psychologin saß und durch ein Fachmagazin blätterte, entdeckte ich eine amerikanische Studie, für die Ärztinnen und Ärzte 101 jugendliche Transsexuelle nach ihrem Coming-out befragt hatten. Demnach outen sich Transgender durchschnittlich mit 17,5 Jahren. Bevor es jedoch zu diesem Schritt kommt – der, wie ich finde, schwierig und gleichermaßen befreiend sein kann –, durchleben viele Menschen eine wahre Talfahrt an Gefühlen und Situationen, die sie enorm prägen kann. Und je näher mein Gedanke an ein Coming-out rückte, umso bewusster wurde mir: Das Leben, das ich vorher kannte, wird es nach diesem Ereignis nicht mehr geben. Alles wird sich verändern. Und doch verändert sich damit lediglich die Wahrnehmung des Umfeldes, nicht jedoch die Seele des betroffenen Menschen. Was diesen Menschen aber verändern und traumatisieren kann, sind die Jahre vor dem offiziellen Coming-out. So, wie es in meinem Fall war. Ein junger Mensch, für den die Pubertät und der Abnabelungsprozess von seinen Eltern an sich schon eine große Herausforderung darstellen können, sieht sich zusätzlich mit einem Identitätsproblem konfrontiert, wenn er bemerkt, dass er sich in einem Körper mit Geschlechtsmerkmalen befindet, die nicht zu seiner Geschlechtsidentität passen. Gegebenheiten, die dazu führen können, dass er anfällig für schwere Depressionen und im schlimmsten Fall für daraus resultierenden Suizidversuche ist. Wenn die seelische Ausrichtung und die körperlichen Sexualmerkmale nicht übereinstimmen, ist es schwer, im eigenen Körper anzukommen. Und dieses Nicht-Ankommen wird zusätzlich durch das neue Körpergefühl in der Pubertät verstärkt, was in vielen Fällen in Selbstzerstörung gipfelt. Wer sich als Mann in einem *Frau-*

enkörper oder als Frau in einem *Männerkörper* befindet, wird unter Umständen einen Weg finden, um sich ein Leben lang mit dieser Situation arrangieren zu können. Oder sie oder er findet Mittel, aus dem erdrückenden Gefühl des *Selbst-nicht-Annehmens* auszubrechen. Oft ist der Gedanke an eine Mann-zu-Frau-OP oder eine Frau-zu-Mann-OP viel zu weit entfernt, als dass man sich damit auseinandersetzt. So wie bei mir. Ich hatte nie an die Möglichkeit gedacht, mich operieren und meinen Körper an die innere Wahrnehmung meiner Identität angleichen zu lassen. Ich wusste damals – kurz vor meinem Coming-out – nur, dass es für mich immer unmöglicher wurde, so zu leben, wie ich es tat. Ich war ohnehin schon mein ganzes Leben lang einem Weg gefolgt, den ich so nie gehen wollte. Ich war auf der Flucht, bin weggerannt. Vor mir selbst. Habe meine Gefühle ignoriert, betäubt und von mir geschoben. Habe das Licht in meinen Augen verloren und meine Hoffnung, dass es jemals besser werden würde. Habe mich aus meinem Leben zurückgezogen und mich meiner Verantwortung entzogen. Jetzt war endgültig genug. Und so stand ich mit 24 Jahren vor dieser Entscheidung. Einer Entscheidung, die mein Leben und das meines Umfelds prägen und für immer verändern sollte.

Was, wenn das noch nicht alles war, liebes Leben?

Die Scheibenwischer meines VW Passats machten mir die Sicht auf die Straße frei. Synchron bewegten sie sich durch mein Sichtfeld, unermüdlich, die Flut wegzuwischen, die der Himmel in dieser Nacht vergoss. Mein Blick wanderte hin zu wolkenverhangenen Wäldern und Bergspitzen und einem Dorf, dessen Lichter die Dunkelheit wenigstens ein klein wenig durchbrachen. Es war ein kalter, regnerischer

Novemberabend und nicht wie die anderen Abende, an denen ich als Anja nach Hause zurückgekehrt war. Die verletzenden Worte, die Melanie und ich uns bei meinem unfreiwilligen Coming-out vor die Füße geworfen hatten, hallten noch immer in meinen Ohren nach, bis in die letzten Winkel meines Herzens.

„Wer, glaubst du, bist du?"

Ich wusste es nicht mehr.

„Hast du auch nur den Funken einer Ahnung, wie es mir jetzt geht?"

Um ehrlich zu sein: Nein.

Ich wusste nicht, wie es sich anfühlt, belogen zu werden – von einem Menschen, den man liebt und von dem man denkt, dass man ihn kennt. Der einem das Gefühl gibt, von einem Moment auf den nächsten nicht mehr zu wissen, wer dieser Mensch wirklich ist. Der einem zu erklären versucht, dass dieses Leben, das man gerade noch zusammen geführt hat, pure Illusion war. Wie ein Zauber, der plötzlich aufhört zu wirken. Ein Tuch, das gelüftet wird. Von hundert auf null in einer Sekunde. Aber ich wusste, wie es sich anfühlt, sich selbst über Jahre zu belügen. Nicht mehr zu wissen, wer man eigentlich ist. Verlernt zu haben, auf sich selbst zu hören, sich selbst zu spüren. Sich selbst nicht zu vertrauen, sondern einer Illusion zu glauben. Der schönen Illusion einer heilen Welt, der der Großteil unserer Gesellschaft hinterherrennt und versucht, sie zu leben. Ich wollte dieses Leben – um jeden Preis. Was wäre denn schon dabei? Am Tag ordnete ich mich dieser Illusion unter, war die Frau in Uniform, wohnte in einem Dorf, in dem mich jede und jeder so kannte, wie ich war und immer schon gewesen bin. War erfolgreich in dem, was ich tat – sei es mein Beruf oder meine sportliche Karriere. Ich ging jeden Morgen zur Arbeit, traf mich mit Freundinnen und Freunden zum Klettern, nahm mit Papa an Schießturnieren teil, kaufte meine

Brötchen bei der Dorfbäckerei um die Ecke und genoss ein Stück Freiheit, wenn ich mit meinem Motorrad Kehre für Kehre dem Himmel entgegenfuhr. Und am Abend, in den sicheren vier Wänden der Wohnung meiner Freundin, legte ich dieses alltagstaugliche Ich Schicht für Schicht einfach ab und war. War ich, war glücklich und zufrieden. Ich weiß, für Melanie muss es genau das Gegenteil bedeutet haben. Als hätte ich mir eine Lüge angezogen, mit falschem Namen und falschen Gefühlen. Nur, um das zu bekommen, was ich als Anja nie bekommen hätte. Ricardo bekam alles und verlor es im gleichen Atemzug wieder. Geborgenheit, Intimität und Liebe. Alles auf diese Illusion zu setzen, war ein hoher Preis – den ich bereit war zu zahlen. Mit der Zeit fühlte es sich für mich selbstverständlich an, Ricardo zu sein. Diese Identität war es, die ich wirklich lebte. Vielmehr war es Anja, die eine Scheinidentität für mich wurde. Ich musste mich verkleiden, um in die Arbeit zu fahren und mir und meinem Umfeld etwas vorzuspielen. Meine Uniform wurde von einem schützenden Umhang zu einer schweren Rüstung. Und ich wusste nicht, wie lange ich es noch aushalten konnte, diesen Druck und dieses Gewicht. Das, was die Menschen um mich herum von mir erwarteten, konnte ich nicht erfüllen. Weder als Anja ... noch als Ricardo. Denn auch er musste sich heimlich die Poloshirts seines Vaters ausleihen, um sich nachts zu Hause bei den Frauen, die er traf, zeigen zu können. Hielt es nicht aus, wenn sie seine getapte Brust berührten, und hatte keine andere Wahl, als alle Menschen, die ihm zu nahe kamen, auf Abstand zu halten oder zu verlassen.

Sie, er, ich. Wir konnten Intimität und Liebe doch gar nicht aushalten. Nicht so, wie wir es uns gewünscht hätten. Ich war müde. Müde von alldem.

Ich saß noch immer in meinem VW Passat. Am Waldrand, am Weg nach Hause. Es regnete in Strömen, der Motor meines Autos lief. Der Regen, der auf das Blech tropfte, und das Geräusch der Scheibenwischer verschmolzen zu einer Melodie, die mich in einen tranceartigen Zustand beförderte. Sollte ich wie immer nach Hause fahren? Sollte ich flüchten oder einfach nur bleiben, wo ich war? Nichts ergab mehr Sinn. Ich könnte mich genauso gut in Luft auflösen. Plötzlich unterbrach der Klingelton meines Handys diese einsame Stille, die keine war. Mama. Ich ging ran. „Anja? Wo bist du? Wir müssen reden. Jetzt sofort. Hier stehen Menschen vor unserer Haustür und wollen mit unserem Sohn sprechen. Ricardo. Sie haben Sachen von dir hiergelassen und mich gefragt, ob ich weiß, was du alles so anstellst. Sie sind die Eltern einer Melanie. Anja, wovon sprechen diese Menschen? Anja? Bist du noch dran?"

Nein, Anja war nicht mehr dran. Ricardo hatte in diesem Moment beschlossen, das Ruder in die Hand zu nehmen, auf das Gaspedal zu steigen und loszufahren. Nicht wie sonst – immer weg vom Chaos. Aber auch nicht nach Hause. Dieses Mal nicht. Was sollte ich denn zu Hause tun? Mich dieser Katastrophe stellen? Niemals. Ich beschleunigte. Raste vorbei an der Einfahrt zu unserem Haus, vorbei an meiner Vergangenheit, in die entgegengesetzte Richtung meiner Zukunft. Direkt zum Schießstand. Aus meinem Handy, das neben mir am Beifahrersitz lag, hörte ich die Stimme meiner Mutter. Sie war noch immer am Telefon und wusste wahrscheinlich genauso wenig wie ich, was los war. Ich flüchtete einmal mehr. Doch diesmal war mir nicht bewusst, wie der Plan aussah. Ich wollte nichts vertuschen, nichts verbergen, nicht mehr lügen. Es war Zeit. Zeit für eine Entscheidung. Die Zeit für die Wahrheit war schon längst abgelaufen. Aber ich konnte diesem Chaos ein für alle Mal ein Ende setzen. Ich nahm mein Handy wieder in die Hand und antwortete ihr:

„Mama, ich komme heute nicht mehr nach Hause."

Atempause.

„Ich bringe mich um."

Ich riss die Autotür auf, rannte geradewegs zum Hauptgebäude des Schießstands und sperrte die Umkleidekabine auf, in der sich mein Spind befand. Konzentriert öffnete ich ihn und sah meine Waffenbox. In der linken Hand hielt ich noch immer mein Handy und hörte, wie meine Mutter immer wieder den Namen rief, den ich nicht hören wollte. Ihre Stimme war für mich nur mehr als Hintergrundgeräusch zu hören. Meine schnellen Schritte klatschten auf den nassen Asphalt, mein verschwitztes und vom Regen durchnässtes Shirt klebte an meinem Rücken wie eine zweite Haut und die kalten Tropfen liefen mir über das Gesicht. Ich blickte in meine Hände. In der rechten die Waffe, in der linken mein Telefon und meine Mutter, die nicht aufhören wollte zu kämpfen. Ich weinte. Hoffnungslos. Meine Tränen der Hilflosigkeit vermischten sich mit dem Regen. Noch nie in meinem Leben hatte ich so viele Tränen vergossen wie in diesem Moment. Endlich konnte ich alles loslassen, die Schwere dieses Lebens, Ruhe finden. Ich kann mich nicht daran erinnern und mir nicht erklären, warum ich nicht einfach auflegte, das Handy ins Feld schleuderte und tat, was ich in diesem Augenblick für das Richtige gehalten habe. Wahrscheinlich, weil ich als Kind, wenn ich verzweifelt und am Ende meiner Kräfte war, Hilfe, Trost und Nähe bei meiner Mutter gesucht hatte. Weil ich, als ich diesen unscheinbaren Funken einer Hoffnung spürte, wissen wollte, warum ich auf dieser Welt war. Und auch wenn ich es in jenem Moment nicht begriff und es in aller Stille machte – damit nach Hilfe rief.

All das hatte sich wohl in meinen Zellen abgespeichert. Ich wollte dieses Telefonat nicht beenden. Es fühlte sich an, als hätte mich jemand an die Hand genommen und mir das Telefon an mein Ohr gehalten. Vielleicht konnte mein zukünftiges Ich doch nicht so einfach wegsehen. Es schien, als wollte es doch noch das Ruder in die Hand nehmen, das Steuer herumreißen, das Boot umlenken, das direkt auf die meterhohe Mauer zuraste und zu zerschellen drohte. Eine Mauer, die sich in meinem Kopf und rund um mein Herz aufgebaut hatte. Eine Mauer, an der ich verzweifelte, die ich alleine nicht überwinden konnte.

„Es gibt nichts, worüber wir nicht reden können. Bitte, Anja, komm nach Hause."

Diesen Satz nahm ich plötzlich wahr. Ich hörte ihn klar und deutlich. Wie einen Weckruf, der mich aufwachen ließ aus meinem jahrelangen Schlaf. Wie ein Engel, der mir mit einer warmen Berührung über mein verweintes Gesicht strich und mir Hoffnung schenkte. Wie ein Anker, der mich in diesem Leben halten wollte. Nach Hause kommen. Endlich nach Hause kommen. Nach Jahren der Flucht, in denen ich mich geschämt, versteckt, zurückgezogen hatte und meine Familie an nichts mehr teilhaben hatte lassen, was in irgendeiner Art Wert für mich hatte, hörte es plötzlich auf zu regnen. Reden, über alles reden. Mein Herz ausschütten und ihnen alles erzählen, was ich so lange nicht in Worte fassen hatte können. Wie lange hatte ich mir schon gewünscht, sie an all meinen Gedanken teilhaben zu lassen. Dass wir einfach reden. Über Gott, die Welt – und vor allem über meine Welt. Und doch waren meine Ängste über all die Jahre größer gewesen als der Wunsch nach Verständnis und Nähe. Die Angst, nicht verstanden und akzeptiert zu werden. Die Angst, dass sie mich verstoßen würden. Und die Angst, dass sich meine Mutter wieder für mich schämen würde. Dieser Satz von damals, der sich über Jahre fest in mein Gedächtnis gebrannt hatte, hörte in diesem Moment auf zu glühen. Die Schmerzen ließen nach und begannen zu heilen. Weg von Trennung und Scham, hin zu Klarheit und Liebe. Ein Augenblick, der die Möglichkeit in sich trug, alles zu verändern. Ich ließ die Waffe fallen, fasste mir an die Brust und spürte mein Herz, das nun lauter schlug als jemals zuvor, um mich daran zu erinnern, dass ich am Leben war. Ich blickte auf, nahm meine Umgebung wieder wahr. Sah den Wald hinter, den Himmel über und den Schießstand vor mir. Ich sah die Waffe am Boden und das Handy in meiner Hand. Ich hätte sie abfeuern können. Zu jedem Zeitpunkt. So wie ich es schon so viele Male hätte tun können. Ich war entschlossen gewesen – vor diesem Satz. Dieser Satz, der dazu geführt hatte, dass ich den Lärm in meinem Kopf verdrängte und meine Gedanken zur Ruhe bat. Er ließ mich tief ausatmen und hoffen:

Werde ich gehört?

Werde ich verstanden?

Werde ich geliebt?

Ich steckte mein Handy in die Hosentasche, hob die Waffe vom Boden auf, verstaute sie sicher in meinem Spind, setzte mich in mein Auto und fuhr los. Ich blickte in den Rückspiegel und sah, wie der Schießstand immer kleiner wurde. Ich wollte nur noch weg von hier. Von jenem Ort, der viele Jahre Lebensmittelpunkt für mich und meine Familie gewesen war, an dem ich die schönsten Tage erlebt und eine tiefe Verbindung zu meinem Vater erfahren hatte, immer wenn wir gemeinsam hier trainiert hatten. Dies hätte der Ort werden können, an dem nicht nur meine Erinnerungen ein Ende gefunden hätten. Dieser Ort ist es auch, an den ich seit jenem Abend nie wieder zurückgekehrt bin.

Ich fuhr nach Hause, zu meinen Eltern. Ich war endlich bereit, zu reden.

Als ich beim Haus meiner Eltern ankam, stand die Haustür offen. Meine Mutter stand dort, wartete. Die Arme vor ihrer Brust verschränkt, versunken in ihrem dicken Wintermantel. Nur noch ihre kurzen, zerzausten Haare waren zu sehen und ihre verweinten Augen, die mir hoffnungsvoll entgegenblickten. Sie hatte keine Ahnung, was *alles* bedeutete, als sie gesagt hatte, wir könnten über alles sprechen. Sie wusste nichts. Nur, dass ich hier war, lebte und bereit war, meinem Vater und ihr alles zu erzählen. Ich kam näher, stand vor ihr und es schien, als hätte sie so viele Fragen an mich. Und doch konnte sie ihre Erleichterung und ihren Schmerz nicht in Worte fassen. Sie schloss mich in ihre Arme, hielt mich fest und weinte. Und als ich mein Gesicht auf ihre Schulter legte, es in ihren Duft und ihre Wärme vergrub und tief einatmete, konnte auch ich meine Tränen nicht mehr aufhalten. In diesem Moment waren Worte ohnehin überflüssig. Mein Herz wurde leicht. Ich war sicher. Als ich meinen Blick hob und meiner Mutter in die Augen sah, verstand ich, dass es endlich an der Zeit war – zu sprechen. Über alles.

Jetzt – Raus mit der Wahrheit!

An diesem Abend erzählte ich ihnen alles. Wie es sich angefühlt hatte, im Kindergarten in die rote anstelle der blauen Tür zu gehen. Wie ich in einem Körper erwachsen wurde, den ich nie haben wollte. Wie schrecklich meine Schulzeit gewesen war und dass ich immer die Tochter sein wollte, die sie sich wünschten. Warum mir Weihnachten immer so viel bedeutet hatte, bis zu jenem Zeitpunkt, als ich mit den Erwartungen meiner Mutter und meiner Hoffnungslosigkeit konfrontiert worden war. Wie ich es geschafft hatte, eine Beziehung mit einem Jungen zu führen, und wie schwierig es gewesen war, mein Liebesleben in den vergangenen Jahren geheim zu halten. Welche Gedanken mich tagein, tagaus bei meiner Arbeit begleiteten und dass ich tief in meinem Innersten von Anfang an die

Polizeischule abbrechen hatte wollen. Wie viele Male ich es schon darauf ankommen hatte lassen, zu sterben. Dass ich mein Leben, so wie es zu diesem Zeitpunkt war, nicht mehr weiterführen wollte und dass ich keine Frau sein wollte. Meine Eltern nahmen jedes einzelne Wort auf. Sie hörten mir zu, sie verstanden und weinten. Tränen der Überforderung, aber noch vielmehr der Schuld und des Schmerzes. Sie verstanden nicht, warum ich nicht schon viel früher mit ihnen darüber gesprochen hatte, und konnten ein wenig nachvollziehen, wie ich als Junge in einem Mädchenkörper leiden hatte müssen. Sie wären damals so gerne für mich da gewesen und konnten es nicht, weil sie nichts davon gewusst hatten. Aber sie konnten jetzt für mich da sein.

„Wäre es dir lieber, ein richtiger Mann zu sein? Ich meine, dass du auch so aussiehst wie ein Mann? Ein Mann ohne Brüste, mit einem Penis?“

Meine Mutter erkannte, dass es für mich keine Alternative mehr gab und eine Anpassung die einzige Möglichkeit war, um weiterleben zu können. Ich war weder lesbisch noch in einer Sinnkrise. Und zur Erleichterung meiner Mutter war ich auch nicht sterbenskrank. Ich war seelisch schon immer ein Mann gewesen und wollte endlich auch äußerlich ein Mann werden. Mit einer männlichen Brust, einer männlichen Stimme, Bartwuchs und: einem Penis. Punkt. Und ich wollte keine Sekunde mehr warten. Zu viel Zeit hatte ich schon vergeudet. Zudem waren mir in den vergangenen Monaten immer wieder Artikel über derartige OPs und Geschlechtsangleichungen untergekommen und ich wusste, dass eine Frau-zu-Mann-OP länger dauern würde, als ich es mir in diesem Moment eingestehen wollte. Dass ich dafür womöglich nach Deutschland reisen musste, wenn sich in Österreich keine geeignete Ärztin oder kein geeigneter Arzt finden würde, die oder der eine so riskante Operation durchführen konnte. Dass die OP mehrere Stunden dauern würde und es jede Menge Risiken mit sich brachte, seinen Körper derartig zu verändern. Dass ich dafür viel Geduld, Zeit und Geld mitbringen musste und vorher eine psychologische Therapie nötig war, um überhaupt grünes Licht für meine Identitätsänderung zu bekommen. Aber dieses Gespräch mit meinen Eltern, mein Coming-out, war der erste Schritt in diese Richtung. Klar und laut über mein Mannsein zu sprechen und es mir nicht nur zu denken, machte aus einem Wunsch ein Ziel. Es selbst zu hören, was sich so lange nur in meinem Kopf und meinem Herzen abgespielt hatte, veränderte alles. Ich fühlte mich endlich frei. Und am liebsten hätte ich die Fenster aufgerissen und es der ganzen Welt zugerufen. Ich wollte, dass alle erfuhren, wer ich war und wer ich nicht mehr war. Und das am liebsten sofort. Aber vorher wollte ich es dem Rest meiner Familie mitteilen. Und natürlich Marius, meinem Bruder. Dass dies der erste Tag vom Rest meines Lebens war. Der erste Tag von meinem Leben als Ricardo.

Einige Tage später – als ich Marius nach längerer Zeit wieder einmal zu Hause antraf – sprach ich auch mit ihm. Ich war mir absolut unsicher, wie er reagieren würde. „Das habe ich mir schon gedacht, großer Bruder." Er lächelte, boxte mit seiner Faust liebevoll auf meine Schulter und war sichtlich genauso erleichtert wie ich, dass dieses Geheimnis endlich nicht mehr zwischen uns stand. Und dieses Gespräch erledigt war. Mein Bruder ist bis heute kein Mann vieler Worte und so war es auch an diesem Tag. Aber er stand immer hinter mir. Egal, ob ich als Mädchen gehänselt wurde, oder in der Zeit meines Coming-out. Er war immer da, stillschweigend. So wie mein Vater. Nicht umsonst tragen wohl beide den gleichen Namen. Wobei ich unserem Vater immer ähnlicher gewesen bin als Marius. Auch als ich noch Anja war. Wir verstanden uns einfach, und obwohl er es mir nie direkt sagte, wusste ich, dass er immer stolz auf mich war und dass er meine Entscheidung verstand. Und dass wir das schaffen würden, als Familie.

Meine Verwandten. Sie waren die Nächsten, mit denen ich sprechen wollte. Es war mir wichtig, dass ich es ihnen allen selbst erklärte. Meinen Tanten, meinen Onkeln, meinen Cousinen und Cousins und natürlich meinem Opa und meinen Omas. Ich wollte mich nicht mehr verstecken, mich nicht mehr von ihnen entfernen und endlich Eigenverantwortung übernehmen. Ich wusste, dass ich bereit sein musste, das Leben aufzugeben, das ich gewohnt war, um das Leben zu bekommen, von dem ich immer geträumt hatte. Anja gab es für mich nicht mehr und jetzt war es so weit, dass diese Nachricht auch meine Familie erreichen sollte. Meine engste Familie – meine Eltern und meinen Bruder – hatte ich bereits eingeweiht, sie wussten Bescheid und stärkten mir damit den Rücken. Sie versicherten mir, es niemandem zu erzählen, und machten mir den Weg frei. Wem ich es als Erstes erzählen wollte? Meiner Oma in Silz. Warum? Weil ich selten eine so aufgeschlossene, respektvolle und lebensbejahende Frau getroffen hatte, wie es meine Oma ist. Und sie war seit seinem legendären Auftritt bei *Let's Dance* ein riesengroßer Fan von Balian Buschbaum, einem Sportler, der mit weiblichen Geschlechtsmerkmalen zur Welt gekommen ist und offen darüber spricht – das war meine Eintrittskarte. Als ich sie eines Nachmittags besuchte, um mit ihr zu reden, saß sie im Wohnzimmer und war ganz in ihr Kreuzworträtsel vertieft. Wir begrüßten uns herzlich und ich setzte mich an ihre Seite. Sie legte ihre Hand auf meinen Oberschenkel, wandte sich mir zu, schmunzelte und fragte mich, was mich denn so beschäftigen würde.

„Oma, du kennst doch Balian Buschbaum, oder? Mir geht es gleich wie ihm, Oma. Ich will auch ein Mann sein."

Ich hatte mich für weniger Blabla und mehr Deutlichkeit entschieden. So, wie es Oma am liebsten war. Ich sagte ihr klipp und klar, was mir auf der Seele lag. Und ungefähr so klipp und klar antwortete sie mir.

„Anja, das habe ich mir schon ein wenig gedacht. Gut so. Ich finde, es darf jeder so leben, wie er es für richtig hält. So wie Balian. So wie du. Hast du dir denn schon einen neuen Namen ausgesucht? Jetzt, wo du die Möglichkeit hast, dir selbst einen Namen zu geben. Das kann schließlich nicht jeder von sich behaupten. Wie soll ich dich denn ab sofort nennen?"

„Ricardo, Oma. Einfach Ricardo."

So einfach, wie ich mir das vorgestellt hatte und wie es bei Oma abgelaufen war, war es im Alltag aber dann aber doch nicht immer. Meine Familie, besonders meine Eltern, haderte ein wenig mit dem Wechsel von sie zu er, mit *Anja* und *Ricardo*, und beschlossen kurzerhand, mich einfach *Schatzi* zu nennen, wenn sie mit mir sprachen. Dieses *Schatzi* sollte mich etwas länger begleiten, was mich jedoch überhaupt nicht störte. Ganz im Gegenteil. Unsere Gespräche wurden dadurch nicht nur offener und ehrlicher, sondern auch liebevoller und inniger. Es war ein Prozess. Bis sie voll und ganz verinnerlichen konnten, dass ich jetzt auf dem besten Weg war, ein Mann zu werden, und Ricardo hieß, verging Zeit. Zeit, die ich ihnen und mir gab. Vor allem, weil ich wusste, dass sie mich damit nicht verletzen wollten, wenn sie mich mal *Anja* nannten, sondern auch ihre Seele Zeit brauchte, alles zu verarbeiten. Zeit, die wichtig war, um sich an mein neues Leben zu gewöhnen. Und immerhin sollte es ja noch eine Weile dauern, bis meine körperliche Angleichung am Plan stand. So wie meine Therapie, die essenziell für meine Namensänderung war und ausschlaggebend dafür, dass ich mit der Hormontherapie beginnen konnte. Aber zuvor waren noch einige Coming-out-Momente mit meinen restlichen Familienmitgliedern an der Reihe. Ich hatte vor, es jeder und jedem Einzelnen von ihnen selbst zu sagen. Und so besuchte ich Tanten und Onkel, sprach mit meinen Cousinen und Cousins und zu guter Letzt mit meinem Opa. Vor diesem Gespräch hatte ich wirklich Respekt. Wie auch mein Vater wusste Opa um seine Präsenz und schrieb Worten eine eher untergeordnete Rolle zu. Um ehrlich zu sein, hatte ich keine Ahnung, wie er reagieren würde. Immerhin passten mein Coming-out, mein gewähltes Leben so gar nicht zu seinem autoritären Erziehungsstil, den er nach wie vor für seine Familie wählte. Er war ein verschwiegener Mensch mit starken Grundüberzeugungen und musste eine Frage nie zweimal beantworten. Opa war kein gefühlskalter Mensch, aber er war gezeichnet von der Zeit nach dem Krieg, in der es den Menschen schwer gemacht wurde, sich die Freiheit zu nehmen, eine alternative Meinung zu bilden. Er gehörte einer Generation an, der es nicht so ohne Weiteres offenstand, eigenverantwortlich die Dinge zu verändern und sich eine neue Weltanschauung zurechtzulegen. Zwischen strengem katholischem Glauben, vermeintlich selbstverständlicher Rollenaufteilung und seiner persönlichen Weltanschauung blieb kaum Platz für ein Gespräch über Geschlechtsangleichung und Transidentität. Und doch wollte ich mit ihm darüber sprechen. Als ich mit ihm auf der Küchenbank saß und mit zittriger Stimme zu reden begann, kam ich schnell auf den Punkt. „Opa – ich will ein Mann sein." Klar und kräftig kamen die letzten drei Worte über meine Lippen ... und genauso beruhigend und gefestigt antwortete er mir: „Unsere Familie hat schon so viel bewältigt. Und wir werden auch das gemeinsam meistern." Danach umarmte er mich. Ich hatte wirklich mit vielem gerechnet, aber nicht mit dieser Reaktion. Dann sah er mir tief in die Augen und fügte hinzu: „Mein Bub.“ Das machte mich völlig sprachlos und ich spürte, dass uns mit diesem Gespräch etwas verbunden hatte. Es waren nur einige Sätze, die unser Miteinander für immer verändert hatten. Das war es, was ich von meinem Opa an diesem Nachmittag in der Küche meiner Großeltern lernen durfte: Das, was wir bewältigen können, stärkt uns. Und wenn wir es als Familie tun, schaffen wir uns damit einen Ort der Verbundenheit, an den wir immer wieder zurückkehren können, wenn wir an manchen Tagen nicht so stark sind, wie wir es von uns erwarten. In einer Familie gibt es keine Erwartungen, wenn Liebe und Verständnis diesen Raum einnehmen dürfen. Auch nicht die Erwartung, dass ein Mensch, der sein Leben lang eine bestimmte Weltanschauung vertreten hat, nicht die Gelegenheit finden kann, diese zu ändern. Für immer oder auch nicht für immer. Das spielt keine Rolle. Authentisch zu sein, bedeutet, echt zu sein. Seine Werte voll und ganz zu vertreten und sich auch die Freiheit zu erlauben, nach passenderen Denkweisen zu suchen, wenn die eigenen nicht mehr auf Resonanz stoßen. Egal, wie veraltet oder festgefahren sie scheinen mögen.

Nachdem ich persönlich mit jedem einzelnen Familienmitglied gesprochen hatte, war ich erleichtert, dass meine Familie jetzt endlich über mein Geheimnis Bescheid wusste. Als Nächstes wollte ich mich mit meiner neuen Identität im Dorf und der Öffentlichkeit zeigen. Ich beschloss, auch dieses Mal den Weg des geringsten Widerstandes zu gehen. In Bezug auf mein Coming-out bedeutete das: absolute Offenheit!

Ich spürte, dass es für meinen Weg, mein Leben und mein Seelenheil an der Zeit war, hundert Prozent authentisch aufzutreten. Auch wenn ich damit das gewohnte Dorfleben, wie ich es kannte, gehörig durchrütteln würde. Bei manchen würde sich das mehr und bei anderen weniger bemerkbar machen – aber es brachte Bewegung in die Gemeinde. Nach meinem Coming-out hatte ich das Gefühl, dass sich etwas verändert hatte. Es lösten sich einige erstarrte Strukturen unseres Dorfes und die Neuigkeit, dass ich eigentlich ein Mann war, brachte frischen Wind in seine Gassen und die Köpfe der Bewohnerinnen und Bewohner. Es war etwas Neues, Ungewohntes. Immerhin war ich der Erste, der sich in unserem kleinen Dorf offiziell zu diesem Thema outete und Transidentität auch hier *salonfähig* machte. Jede und jeder nahm ihren oder seinen individuellen Standpunkt dazu ein, auch wenn dies bedeutete, keine offizielle Meinung oder auch keine inoffizielle zu haben. Ein völlig normales Phänomen in einer 2500-Seelen-Gemeinde, in der natürlich auch Menschen lebten, denen es komplett egal war, ob ich nun Anja oder Ricardo hieß und ob ich weiterhin eine Frau bleiben wollte oder mich dazu entschied, als Mann zu leben. Nicht nur aus reinem Desinteresse an meinem Leben – mein Geschlecht und auch eine Änderung meines biologischen Geschlechts war für viele schlichtweg nicht entscheidend, um mit mir in Kontakt zu treten, in Kontakt zu bleiben oder beides nicht zu tun. Natürlich gab es neben dem neutralen Lager auch Menschen, die sich unheimlich darüber aufregten, dass in ihrem Dorf eine Frau lebte, die sich zu einem Mann *umoperieren* lassen wollte, und die meine Euphorie über die Entscheidung, ein neues Leben führen zu wollen, absolut nicht mit mir teilten. Und obwohl mir niemand, der meinen Weg für skandalös und mich für total verrückt hielt, seine Meinung persönlich mitteilte, konnte ich an den Blicken mancher Dorfbewohnerinnen und Dorfbewohner sehen, wie verwerflich mein Lebensweg in ihren Augen sein musste. Doch je öfter ich mit solchen Meinungen indirekt und stillschweigend konfrontiert wurde, umso offener ging ich mit dem Thema um. Die Neuigkeit, dass das Mädchen mit den langen braunen Zöpfen nicht vom Erdboden verschluckt, sondern aus ihr Ricardo geworden war und sie endgültig der Vergangenheit angehörte, ging in kürzester Zeit die Runde. Dennoch wurde ich manchmal noch mit Anja angesprochen und ich spürte, wie die Leute in meiner Gegenwart nervös wurden und nicht wussten, wie sie mit mir und diesem Thema umgehen sollten. Daher war es mir wichtig, das Kind beim Namen zu nennen und nicht den Missverständnissen im Hinterhof beim Wachsen zuzusehen. Probleme verschwinden nicht einfach so. Nein, auch die wachsen, wenn man ihnen keine Beachtung schenkt. Darum ging ich raus, zeigte mich, und diese Offenheit bereitete vielen Menschen im Dorf wohl eher Unbehagen. Besonders, da wahrscheinlich viele damit gerechnet hatten, dass ich mich nach meinem Coming-out erst recht verstecken würde. Aber genau das Gegenteil war der Fall. Ich war ein blank polierter Spiegel, der sich in einem Tiroler Dorf mitten auf den Kirchplatz stellte und die Bewohnerinnen und Bewohner nicht nur auf mein Leben, sondern vielmehr auf ihr eigenes aufmerksam machte. Wenn ein Mensch sein Leben so sehr verändert, wie ich es tat, dann kommt es unweigerlich zu einer Reaktion in seinem Umfeld. In meinem Fall wirbelte das nicht nur ziemlich viel Sand am Kirchplatz auf – die Fragen, die anfänglich nur ich mir stellte, stellten sich dann auch ziemlich viele Dorfbewohnerinnen und Dorfbewohner für ihr eigenes Leben:

Wie steht es mit *meiner* Selbstakzeptanz?

Bin ich mit *meinem* Leben überhaupt glücklich?

Und wo sind *meine* Träume hin?

Lebe und liebe *ich* wirklich so authentisch, wie ich denke?

Bin ich voll und ganz in *meiner* Männlichkeit oder Weiblichkeit angekommen?

Und zeige ich *mich*?

Eines war so sicher wie das Amen im Gebet: Mit meinem Coming-out hatte ich einen kleinen gesellschaftlichen Diskurs gestartet, der die Menschen zum Nachdenken anregte. Es wurde gemunkelt und getratscht. Wie es in einem Dorf eben so üblich ist. Und die stille Post war meist schneller als die Paketlieferantinnen und -lieferanten. Eine Zeit lang war meine Transformation ein viel diskutiertes Dorfthema. Immer wieder schnappte ich Gesprächsschnipsel auf, die völlig aus dem Kontext gerissen waren, mir jedoch zeigten, dass sich die Menschen wohl darüber unterhielten, ob ich eigentlich untenrum schon was habe, und vor allem, wie das jetzt weitergehe mit einer neuen Partnerin. Hätten sie mich gefragt, ich hätte ihnen eine ausführliche Antwort gegeben. Ich hatte kein Problem damit, denn je offener ich war und über diese Themen sprach, desto weniger Platz blieb für Gerüchte. Ich wollte nicht dazu beitragen, dass Menschen über einen Kamm geschert oder in eine zu kleine Schublade gesteckt werden. Natürlich wäre das für viele angenehmer gewesen, über einen Menschen zu urteilen, als sich mit sich selbst auseinanderzusetzen und – wie man so schön sagt – vor seiner eigenen Haustür zu kehren. Und bestimmt wäre es einfacher gewesen, die Erde als Scheibe zu sehen, als selbst die Größe des eigenen Horizonts hinterfragen zu müssen. Oder sich für neue Dinge zu öffnen und etwas im Leben dazuzulernen.

Aber nicht alle wählten diesen Weg. Viele der Dorfbewohnerinnen und Dorfbewohner setzten sich plötzlich ernsthaft und kritisch mit Themen wie *Transgender*, *Transidentität* und *Penispumpe* auseinander. Sie waren an meinem Lebenswandel ehrlich interessiert und fanden es mutig, was ich tat und vorhatte. Nicht einfach zu flüchten und mein altes Leben hinter mir zu lassen, um irgendwo neu anzufangen, wo man Anja nicht kennt, sondern zu bleiben. Hierzubleiben in diesem Dorf, das immer schon meine Heimat gewesen war und in dem ich erst jetzt als Ricardo den richtigen Platz zu finden versuchte. Weil ich gern hier lebe, die Familie meines Vaters bereits Generationen in diesem Dorf verbrachte und weil ich mich daran erinnerte, was mich wirklich all die Jahre schon an diesem Ort gehalten hat. Es ist ein wunderschönes Stückchen Erde, das ich mit meinen Freundinnen und Freunden und meiner Familie teile, und niemand auf der Welt könnte mich davon überzeugen, diesen Schatz aufzugeben. Es heißt, in einem Dorf wisse jede und jeder, wer du bist, und würde es dich auch nie vergessen lassen. Und so ist es auch. Jeden Tag aufs Neue werde ich in irgendeiner Art und Weise an meine Vergangenheit und gleichzeitig an meine Zukunft erinnert. Meist ganz unbewusst. Dadurch wurde mir immer klarer, wer ich war, wer ich bin und wer ich sein wollte. Anstatt mich und meine Träume zu entkräften, bestärkte mich jede einzelne Begegnung mit den anderen Dorfbewohnerinnen und Dorfbewohnern, für meine Vision zu kämpfen.

Ich hatte nicht vergessen, wer ich war – ganz im Gegenteil. Das war in meiner Vergangenheit schon zu oft der Fall gewesen. Daran erinnerten mich besonders meine Eltern immer wieder, die mir seit unserem Gespräch den Rücken stärkten und mich in jeder Lebenslage unterstützten. Sie standen voll und ganz hinter mir, gaben mir Mut. Und so trat ich auch auf. Egal, ob ich auf dem Weg zum Einkaufen war, auf meinem Fahrrad durch das Dorf gondelte oder mir die neueste Aufführung des Dorftheaters ansah – ich nahm am Dorfleben teil und ging absolut in die Offensive. Und schon bald erkannte ich, dass ich äußere Akzeptanz nur erreichen konnte, wenn mein innerer Kompass richtig gestimmt war und ich mich zuallererst selbst akzeptierte.

Genau so, wie ich war. Mit meiner Vergangenheit und meiner Gegenwart. Mit meinem noch weiblichen Körper und meiner bereits männlichen Identität. Mit meinen Wunden und meinem nicht perfekten Leben. Meinen Träumen und Zielen. Und natürlich mit meiner neu gewonnenen Freiheit, die ich mit jeder Zelle meines Körpers und bis in die letzten Winkel meiner Seele erfahren wollte. Und genau diese Freiheit ermöglichte es mir, nicht die Meinung jeder einzelnen Dorfbewohnerin und jedes einzelnen Dorfbewohners auf die Waagschale zu legen oder ihr allzu viel Wert beizumessen. Es war immerhin ihre Meinung, nicht meine. Und es war mein Leben, nicht das ihre. Mit dieser Einstellung lebt es sich gut in einem Dorf.

Dann war es nur noch eines – ein letztes offizielles Coming-out. Nach meiner Familie und dem Dorf, in dem ich lebte, wollte ich auch meinen Arbeitgeber darüber informieren, dass anstelle von Anja von nun an Ricardo den Dienst antreten würde. Auch hier wollte ich voll auf Tuchfühlung mit der Veränderung gehen. Was ich jedoch unterschätzt hatte, war der Spürsinn meiner Kolleginnen und Kollegen und die Tatsache, dass ich womöglich nicht so viele Geheimnisse vor ihnen hatte, wie ich gedacht hatte. Und dass mich meine Vergangenheit einmal mehr, an diesem Punkt in meinem Leben, einholen könnte. Ich wusste, dass das Risiko bestand, meine Kolleginnen und Kollegen könnten herausgefunden haben, dass es nicht nur Anja, sondern auch Ricardo gab. Immerhin war die Welt, in der ich lebte, wirklich nur ein Dorf. Und auch die, in der ich arbeitete. Es wäre nur eine Frage der Zeit gewesen, bis mein Vorgesetzter mich auf dieses Thema angesprochen und ich mich damit geradewegs auf den Präsentierteller gesetzt hätte. Das wollte ich auf jeden Fall vermeiden und beschloss deshalb, mein Coming-out nicht mit dem Postenkommandanten zu besprechen, sondern direkt mit dem

Landespolizeikommandanten in Innsbruck. Tatsächlich erhielt ich fast zeitgleich eine Einladung des Landespolizeikommandos zu einem persönlichen Gespräch.

„Eine Frau weniger und ein Mann mehr am Posten – das stört niemanden bei der Polizei. Aber Ihr Doppelleben tut es.“

Der Landespolizeikommandant wollte anscheinend genauso wenig um den heißen Brei reden wie ich und hatte keine Zeit für Märchenstunden. Nicht nur meinem Vorgesetzten waren meine zwei Identitäten anscheinend ein Dorn im Auge, auch das Landespolizeikommando hatte ein Problem mit der Lebensweise, die ich lange Zeit an den Tag gelegt – oder eben nicht an den Tag, sondern vielmehr in die Nacht verlegt hatte. Eine solche Grundeinstellung ließe sich nicht mit den Werten der Polizei vereinbaren und sei inakzeptabel für einen Repräsentanten der öffentlichen Ordnung.

Mit einem Schlag wurde mir bewusst, dass meine Person, meine Geschichte und meine Zukunft hier keinen Platz hatten. Wenn schon zwischen unseren Grundeinstellungen Welten lagen, dann könnte ich mit dem Thema *Transidentität* bestimmt keine Brücken mehr bauen. Viel zu unterschiedlich war unsere Definition von Vielfalt und Leitbild. Ich passte hier einfach nicht mehr rein und das hatte ich wohl auch nie wirklich. Nur: In diesem Moment machte es mir nichts mehr aus. Ich wollte gar nicht mehr dazugehören. Und ich konnte mich hier und jetzt für Kampf und Rechtfertigung entscheiden oder die Warnsignale deuten, die mir immer klarer und deutlicher vermittelten, dass mein Weg bei der Polizei eine Sackgasse war. Ich entschied mich für meinen inneren Frieden und die einvernehmliche Auflösung meines Dienstvertrages, die ich am Ende unseres Gesprächs letztendlich angeboten bekam. Ich machte Platz für meine neue Identität und mein neues Leben. Eines, vor dem ich nicht davonlaufen musste und mit dem ich mich nicht vor anderen verstecken musste. Und vor allem – genau so sein konnte, wie ich war.

Ich richtete mich auf, zupfte meine Uniform zurecht und gab meinen Gefühlen endlich Vorrang:

„Das ist das letzte Mal, dass ich in Uniform vor Ihnen stehe. Sie haben Recht – meine Karriere bei der Polizei ist hiermit beendet."

Ich war selbst erstaunt über diese Klarheit. Mehr Worte brauchte es nicht und mehr Zeit auch nicht. Ich stand auf, bedankte mich für die wertvolle Erfahrung bei der Polizei, drehte mich um und verließ sein Büro.

Der Rest ist Geschichte und wurde im Schnelldurchgang erledigt. Meine Kolleginnen und Kollegen legten mir nahe, ich solle all das – also mein Coming-out und die Tatsache, dass ich ein Mann in einem Frauenkörper war – nochmals gründlich überdenken. Ich könne das doch nicht wirklich durchziehen wollen, die Polizei verlassen und ein Mann werden.

Sie glaubten nicht daran, dass meine Entscheidung wirklich ernst gemeint war und mein Entschluss feststand. Bis zu jenem Tag, als ich meine frisch gebügelte Uniform auf den Posten brachte und mich mit den Worten bei meinen Arbeitskolleginnen und -kollegen verabschiedete, dass hiermit nicht nur meine Karriere bei der Polizei beendet sei, sondern auch mein früheres Leben, das als Anja.

Ich überlegte mir, ob es nicht besser wäre, keinen Wunschvorstellungen und nicht erfüllbaren Potenzialen mehr hinterherzujagen, sondern der wirklichen Familientradition zu folgen – also meinem Vater. Die Einblicke in den Beruf meines Vaters ließen mich neue Ziele definieren und schlussendlich eine Ausbildung zum Heilmasseur beginnen. Ich war mir sicher, dass ich so den Menschen eine viel größere Hilfe sein konnte – mehr, als ich es als Polizist je hätte sein können. Mit meinen Händen würde ich Heilung bringen. Meinen Patientinnen und Patienten und damit auch mir selbst. Denn es war kein Zufall, dass ich mich gerade jetzt nach meinem Coming-out für genau diesen Beruf interessierte. Ich war auf der Suche nach mir selbst und kam gut voran. Das Leben gab mir die Richtung vor und manövrierte mich mit dieser Berufswahl wieder mitten in das Thema *Körperlichkeit*. Hier stand der Körper im Fokus – egal, ob alternative Heilmethoden erklärt und die Anatomie des Körpers besprochen wurden oder wir uns gegenseitig massierten, was einen essenziellen Teil der Ausbildung ausmachte. Sich auf einen Tisch zu legen, halbnackt, und von fremden Menschen berührt zu werden ... es wurde ziemlich unangenehm für mich. Aber ich blieb meiner Entscheidung treu. Da musste ich durch, auch wenn es sich zeitweise wirklich schrecklich für mich anfühlte. Ich war noch immer in meinem weiblichen Körper gefangen, stellte mich jedoch bereits mit Ricardo vor und lebte auch sonst schon meine neue Identität als Mann. Für mich war das Thema *Frausein* oder besser gesagt das *Nicht-mehr-Frau-Sein* längst durch und gleichzeitig musste ich mir eingestehen, dass mein nackter Oberkörper und meine Brust mich nach wie vor in diese veraltete Wahrnehmung zogen. Aber auch diese Momente wurden immer seltener und verloren mit jedem Mal an Intensität. So wie meine Abneigung gegen Nacktheit und das Gefühl, noch immer meinen Körper verstecken zu müssen. Was blieb, waren meine neuen und positiven Erkenntnisse, dass ich damit unweigerlich meinen Körper studierte. Mich neu entdeckte und anfing, meine innerlichen Blockaden Schicht für Schicht zu lösen. Mit meinem Coming-out und meiner Ausbildung zum Heilmasseur hatte ich plötzlich meine ganz persönliche Männlichkeit entdeckt. Dort, wo ich vorher Kämpfe gegen meine Weiblichkeit ausgetragen hatte, fand ich Platz für meine neue Identität. Und ich fragte mich ganz bewusst selbst, was es für mich brauchte, um ein richtiger Mann zu sein.

Musste ich denn auch meine Seele anpassen, um männlicher zu sein?

Oder ist ein Mann ein Mann, wenn er sich seiner Männlichkeit bewusst ist?

Ich war, wer ich war. Und obwohl die Abnahme meiner Brüste und die Entfernung meiner Eierstöcke noch weit in der Zukunft lagen, konnte ich mich als Mann fühlen. Mit meinen Brüsten und allem, was nicht dazugehörte. Nur, weil mein Körper noch nicht zu meiner Identität passte, bedeutete das nicht, dass ich meine Männlichkeit hintanstellen musste. Ich konnte sein, wer ich sein wollte. Schritt für Schritt. So fing ich an, meiner Körperlichkeit und meiner Sexualität endlich mehr Raum zu geben und so wahre Intimität kennenzulernen. Ich fühlte mich mehr denn je zu Frauen hingezogen und auch das Bedürfnis nach echter Nähe wurde immer stärker. Ich wollte aktiv Frauen treffen, flirtete mit ihnen, war unheimlich gerne in ihrer Nähe und auch der blumige Duft, den ich damals in der Polizeischule völlig verabscheut hatte, weckte in mir eine Leidenschaft, die ich so nicht kannte. Frauen faszinierten mich. Je mehr ich über sie erfuhr, desto stärker verknüpfte ich mit einer Frau nicht mehr meine eigene Vergangenheit, dieses Schamgefühl, das mich über Jahre hinweg begleitet hatte, und die Abneigung gegen meine Brüste und meine weiblichen Geschlechtsmerkmale, sondern eine völlig neue, unvoreingenommene Wahrnehmung meines femininen Gegenübers. Ich erfuhr ein völlig neues Körpergefühl, das meine Entscheidung, als Ricardo in die Öffentlichkeit zu treten, außerordentlich positiv beeinflusste. Egal, ob online, von Mann zu Frau oder von Dorfbewohnerin zu

Dorfbewohner und umgekehrt. Es fühlte sich endlich richtig an, Ricardo zu sein. Ohne Schuldgefühle, ohne Lügen, ohne Plan B. Und das verdankte ich meiner immer größer werdenden Liebe zu mir selbst, meinem unermüdlichen Vertrauen in das Leben und dem Mut, ich zu sein.

Kapitel 6

Ich bin voller Mut und Zuversicht.

Lasst die Kirche im Dorf. Wie ich zu meiner Spiritualität fand

Ich bin in einer Nachbarschaft und einer Familie aufgewachsen, die Traditionen großschreibt. Insbesondere unsere eigenen kleinen Traditionen. Wir freuten uns schon, wenn im Frühling langsam wieder die Tennissaison begann und wir unsere Schläger auspacken konnten, fuhren jeden Sommer ans Meer, suchten im Wald nach Pilzen, wenn es wieder viel geregnet hatte, und trafen uns mit der ganzen Familie über die Weihnachtsfeiertage bei meinen Großeltern, um zu lachen, zu essen und gemeinsam Zeit zu verbringen. Traditionen fanden bei uns in der Familie statt. Eng verbunden mit der Natur, Brauchtum und Kultur. Die Kirche hatte damit wenig zu tun. Und obwohl ich als Kind bei den Ministranten gewesen war – wie viele Dorfkinder zur damaligen Zeit –, habe ich Glauben nie mit der Kirche verbunden. Zu Ostern ging ich mit Papa und Marius zum Kindergottesdienst, damit Mama unsere Nester verstecken konnte. Zu Martini bastelte ich in der Schule meine Laterne und führte sie stolz mit meinen Freundinnen und Freunden beim abendlichen Umzug durch das Dorf aus. Als uns der heilige Nikolaus zu Hause besuchte, saßen Marius und ich wie zwei kleine Engel auf der Küchenbank und gelobten feierlich, dass wir uns nicht mehr streiten würden. Immerhin wünschten wir uns ganz fest, einmal im Leben den Mann mit dem langen Bart und dem roten Umhang als Krampusse von Haus zu Haus begleiten zu dürfen und den Kindern, die nicht so brav gewesen waren wie wir, ein bisschen Angst einzujagen. So ist der Brauch bei uns in Tirol. Und als wir größer wurden und sich unser Wunsch erfüllte, waren wir Kinder richtig stolz, diese Tradition weiterführen zu dürfen. Und zu Weihnachten kam das Christkind ja auch nur, wenn wir mit Papa in die Kindermesse gingen und es nicht störten, wenn es mit Mama den Weihnachtsbaum schmückte. Nicht zu vergessen: die Erstkommunion, bei der ich mich allerdings wie ein hässliches Entlein gefühlt habe, das am liebsten davongeflogen wäre. Aber das sollte wohl eine meiner ersten Übungen des Lebens sein, um zu verstehen, dass ich nicht so war wie die meisten anderen Mädchen in meinem Alter. So begleitete mich die Kirche, wie in einem Dorf so üblich, durch das ganze Jahr. Und dennoch, wirklich Raum nahm sie in meinem Leben nicht ein. Je älter ich wurde, umso weniger sah ich die Kirche von innen und konnte weder mit dem Vater noch dem Sohn und erst recht nichts mehr mit dem Heiligen Geist anfangen. In der Pubertät waren dann andere Dinge wichtiger für mich. Und so vergingen die Jahre, die Oster- und Weihnachtsfeiertage, und auch der heilige Nikolaus war beim Umzug meiner Krampusgruppe, in der ich damals als einziges Mädchen mitlief, nur mehr eine Randerscheinung. Die Kirche wollte einfach nicht so richtig in mein Leben passen. Auch in der schwierigen Zeit meines Coming-outs konnte sie mich nicht für sich gewinnen. Zu verstaubt und alt waren ihre Werte, zu ungemütlich und kalt ihre Kapellen. Weder die christliche Kirche noch ihre Religion gaben mir wirklich ein Zuhause. Als ich erwachsen wurde, verlor ich dann komplett die Verbindung zu diesem großen, ehrwürdigen Gebäude mit seinen Engeln, Kreuzen und Evangelien. Meine Verbindung zum Glauben hatte ich bis dahin erst gar nicht entdeckt. Keine Religion konnte mir den Halt geben, den ich mir damals tief im

Herzen sehnlichst gewünscht hatte. Noch weniger konnte ich mit Spiritualität anfangen. Mit ihren bunten Steinchen und Räucherstäbchen, ihren Jesuslatschen, Hippiekleidern und „Om-chantenden“ Liebesjüngern. So hatte ich mir diese Art der Weltanschauung zumindest vorgestellt. Bis zu dem Zeitpunkt, an dem Charly in mein Leben trat. Dieser Nachmittag in Südtirol sollte mein Weltbild gehörig auf den Kopf stellen.

Sinnsuche und Mentorfindung

Charly ist Energetiker, Pranatherapeut mit Schwerpunkt Ernährung und mein selbsternannter Guru. Als ich aufgrund meiner körperlichen Beschwerden eine persönliche Empfehlung bekam, etwas Neues zu versuchen und einen Termin bei ihm zu vereinbaren, wusste ich nicht, was auf mich zukommen würde. Ich ahnte nicht, in welchem Ausmaß er mein Leben bereichern würde. Dann das erste Treffen. Ich erzählte von mir. Von meinem Leben, meiner Krankheitsgeschichte und meinem Coming-out. Er hörte mir aufmerksam zu. Ich fühlte mich wohl, sicher und verstanden. Und ich wusste, dass ich mich ihm anvertrauen konnte. Warum ich all das wusste, konnte ich mir nicht erklären. Musste ich mir auch nicht, ich spürte es einfach. Es vergingen nur wenige Minuten, bis er mir ganz tief in die Augen schaute und mit ruhiger Stimme sagte:

„Wenn du dein Leben nicht änderst, wirst du nicht älter als 35 Jahre alt werden.“

Mit diesem Satz hatte er schlagartig meine Aufmerksamkeit. Scheinbar war ich ein offenes Buch für ihn. Er wusste, wer ich war, und er konnte die Punkte, die für mich in meinem Leben keinen Sinn ergaben, miteinander verbinden. Er erklärte mir, woher meine Herz- und Lungenprobleme kamen und wie es zu meiner Lungenembolie kommen konnte. Er übersetzte mir, was mir mein Körper und meine Seele schon längst mitteilen wollten – in eine Sprache, die ich verstand. Er analysierte meine Ernährung genau – die, mit der ich nicht nur meinen Körper nährte, sondern auch meinen Geist. Und er brachte mir bei, was ich ändern musste, um wirklich zu leben, nicht nur zu existieren. Er war fest davon überzeugt, dass meine depressive Stimmung, die mein Leben viele Jahre lang begleitet hatte, zwar ihren Ursprung in meiner Seele hatte, meine Ernährung ihr jedoch den perfekten Nährboden gab, um sich weiter auszubreiten. Weder durch Ablehnung noch Schweigen könnte sich mein Körper heilen.

„Was ist dir über die Leber gelaufen?"

Ich hatte eine Ahnung, was mir seit Jahren auf der Leber lag, aber richtige Aufmerksamkeit schenkte ich ihr nie. Das musste sich jedoch schlagartig ändern, wenn ich ihre Botschaft hinter meinen Krankheiten erkennen wollte. Denn die Leber ist ein großer Transformator, nicht nur auf körperlicher Ebene. Sie steht für das Selbstbewusstsein und den Selbstwert, symbolisiert den eigenen Transformationsprozess und das damit verbundene persönliche Wachstum. Gefühle von Ohnmacht und Opferdasein unterdrücken jedoch ihre Lebenskraft und so fühlt sie sich eng und eingeschlossen. Stillstand machte meinen Körper und meine Seele krank. Wahre Selbstannahme gab mir den Schlüssel zu meiner Gesundheit. Und das war es, was mich meine Leber damit lehren wollte. In den Fluss des Lebens zu wechseln, meiner Wahrheit zu folgen und mich selbst anzunehmen, wie ich bin. Aber nicht nur seelisch, auch körperlich war ich im Widerstand und hatte lange Zeit versucht, gegen meinen Hunger nach Selbstliebe anzukämpfen. Ich kompensierte meine unangenehmen und für mich ungesunden Gefühle mit einem übermäßigen Konsum an Lebensmitteln, die ich für gesund gehalten hatte. Ich wusste nun aber, dass ich schleunigst meinen Körper entgiften und zu einer Ernährungsweise finden musste, die ihn und meine Seele mit den richtigen Mitteln zum Leben unterstützen würde. Eine gute Basis schaffen – für meine Gesundheit, im Alltag, aber auch für meine noch folgenden Operationen. Eingriffe, die nicht nur mehrere Stunden dauern würden, sondern auch meinen Körper an seine Grenzen bringen könnten. Daher war es für mich enorm wichtig, ihn schon damals so gut wie möglich auf die kommenden Strapazen vorzubereiten. Und das bedeutete, in meiner Ernährung Platz für Fisch, Gemüse und komplexe Kohlenhydrate zu schaffen. Mein Teller sollte bunter, frischer und vollwertiger werden. So wie mein Seelenleben. Denn auch das bekam viel zu wenig Luft. Ich war in meinem eigenen Leben nicht die Hauptfigur. Ich war nicht einmal eine Nebenbesetzung. Mein Coming-out war der erste Schritt auf dem Weg in eine selbstbestimmte Zukunft gewesen. Dieses Treffen mit Charly war ein weiterer. Ich konnte die alten Vorstellungen und Überzeugungen loslassen und bekam Raum zum Atmen. Ich öffnete mich – für ein neues Körpergefühl, eine neue Identität und wunderbare Menschen, die mich auf meinem neuen Weg begleiten würden. Und eine neue Wahrnehmung der Welt in mir und um mich herum. Nach diesem Treffen breitete sich das Gefühl in mir aus, dass es im Leben noch mehr geben musste als nur die Dinge, die ich sah und die ich mir erklären konnte. Ich bewertete meine Prioritäten neu. Meine Arbeit und das Leben, das viel zu starr schien für meine Träume und Inspirationen. Dieser Guru in Südtirol hatte mein Weltbild auf den Kopf gestellt. Charly sah etwas in mir, das noch keiner vorher gesehen hatte. Nicht einmal ich selbst. Diesen göttlichen Funken, den jeder Mensch in sich trägt. Eine Schöpferkraft, die mir gezeigt hat, dass ich nicht Opfer meines eigenen Lebens war, sondern mir jederzeit ein neues Leben schaffen konnte – mithilfe meiner Gedanken, meiner Energie, neuer Muster und Gewohnheiten und der Bedeutung, die ich den Dingen und Menschen in meinem Leben zuschrieb. Ich lernte schnell, wie wichtig es war, für mich selbst und meinen Lebenstraum einzustehen und aus Selbstliebe Grenzen zu ziehen und diese zu verteidigen. Charly gab mir das richtige Werkzeug in die Hand, um dies zu tun und damit meine Beziehungen zu heilen. Die wichtigste, die ich hatte und immer haben werde – die Beziehung zu mir selbst. Ich begann, Spiritualität in einem völlig neuen Licht zu sehen und sie für mich zu entdecken. Zusammen mit ihr blickte ich über den Tellerrand, hinter die Grenzen meines Dorfes und tief in meine Seelenwelten. Bei Therapien, Workshops und Vorträgen erlebte ich Augenblicke berührender Freude und Zuneigung und lernte Menschen kennen, die diese Lebenskraft fest in ihrem Herzen verwurzelt hatten. Aber vor allem lernte ich mich selbst immer besser kennen. Ich erkannte, dass Kristalle und Räucherwerke nicht unbedingt zu einer gelebten Spiritualität dazugehören müssen, ihre Faszination und ihre Hilfe für mich jedoch immer bedeutsamer wurden. Und dass in diesem ominösen Om vielleicht doch mehr steckte, als ich ahnte. Vielleicht sogar die Ruhe und Erdung, die ich mir so lange wünschte.

Meine Besuche bei Charly bekamen einen regelmäßigen Rhythmus und waren fester Bestandteil meiner spirituellen Reise. Mindestens alle zwei Monate fuhr ich über die Grenze zu ihm nach Südtirol und schenkte mir selbst damit nicht nur wertvolle, persönliche Lebenszeit und einen gesunden Abstand zu meinem Alltag, ich erhielt darüber hinaus auch immer wieder neue Einblicke in die verborgensten Winkel meiner Seele, in meine Wunden und mein Potenzial. Die Zeit bei Charly wurde zu meinem ganz persönlichen Ritual. Und so begleitete er mich seit Anfang 2013 – noch bevor meine Operationen stattgefunden haben und nachdem ich sie kennengelernt hatte – Nina. Sie war die Frau, die mich mit Charly bekannt gemacht hatte, mit der ich mir zum ersten Mal in meinem Leben ein gemeinsames Glück vorstellen konnte und die in meinem Leben für mich noch ein wahrer Engel werden würde.

Kapitel 7

Du kannst deine Träume erst leben,
wenn du daraus erwachst.

Nina

Ninas und mein Weg kreuzten sich eigentlich bereits in der Schule. Damals, mit gerade einmal 15 Jahren und als ich noch Anja war. Wie sich später herausstellte, konnten die meisten meiner Schulkolleginnen und -kollegen mein früheres Leben nicht mit meinem neuen Leben in Verbindung bringen. So auch Nina. Sie wussten kaum etwas von Anja und noch weniger von Ricardo. Ich konnte mich noch daran erinnern, dass ich sie in der Schule ab und zu gesehen, jedoch nie das Gespräch mit ihr gesucht hatte. Und sie auch nie mit mir.

Zehn Jahre später, im Frühjahr 2012, begann dann unsere eigentliche gemeinsame Geschichte. Wir liefen uns, wenn man das so sagen kann, auf Facebook über den Weg. Sie schrieb mich an und ich konnte kaum fassen, dass sich eine so wunderschöne Frau für mich interessierte. Dieser verführerische Blick, ihre vollen Lippen und ihre langen braunen Haare, die sie auf ihrem Profilbild mit einer Sonnenbrille lässig über die Stirn geschoben hatte, verkörperten für mich pure Weiblichkeit. Ich wollte, nein, ich musste sie unbedingt kennenlernen. Nach einigen Nachrichten kam eines zum anderen und so standen wir uns an jenem Nachmittag im Januar in einem kleinen Café in Innsbruck wahrhaftig gegenüber. Ihre Erscheinung und dieses Charisma, das sie ausstrahlte, faszinierten mich. Mit dieser Frau wollte ich mein Leben verbringen. Wir verstanden uns auf Anhieb und mit jedem Treffen wurden unsere Gespräche intensiver, die Abende länger, unsere Berührungen inniger und die Verbindung, die wir teilten, stärker.

Nina war die erste Frau, die ich nach meinem Coming-out regelmäßig traf, und ich genoss jeden einzelnen Augenblick unserer gemeinsamen Zeit. Wir näherten uns langsam an, gingen schick essen, teilten die Leidenschaft für das Skifahren, tankten Sonne bei einem gemütlichen Winterspaziergang und hatten nur Augen für uns, wenn wir uns bei einem Film auf ihrer Couch eng aneinanderkuschelten. Wir waren frisch verliebt und bereit für den nächsten Schritt. Trotzdem – mit Sex wollten wir warten, bis unsere Beziehung eine Ebene erreicht hatte, auf der wir uns gegenseitig vertrauen und vollkommen öffnen konnten. Das kam mir sehr entgegen, denn Intimität beschränkte sich für mich zu diesem Augenblick lediglich aufs Kuscheln und Küssen. Nina stellte mir keine Fragen zu meinem Körper und entwickelte keinerlei merkliche Skepsis. Schließlich wusste sie nichts von meiner Identität als Frau, die ich ja offiziell bereits aufgegeben hatte, bevor wir uns kennengelernt hatten. Und so musste ich auch nicht über meine Vergangenheit sprechen. Dennoch, die Beziehung mit Nina war etwas Besonderes und ich wollte ihr nichts vorspielen – ganz im Gegenteil. Ich wollte mit ihr darüber reden und ihre nicht gestellten Fragen beantworten. Immerhin war mein Coming-out schon einige Monate her und es war an der Zeit, nun endgültig auch bei Nina mit der Wahrheit herauszurücken. Der Abend, an dem wir gemütlich vor dem Fernseher saßen und uns gemeinsam *Let's Dance* mit Balian Buschbaum anschauten, sollte der perfekte Zeitpunkt dafür sein. Ich wusste, dass sie ihn kannte, dass *Transgender* für sie ein Begriff war und dass er ihr gefiel. Ich hätte mir kein besseres Intro wünschen können als die Geschichte von Balian. Das würde der perfekte Übergang zu meiner Geschichte sein und sie würde es verstehen. Sie würde mich verstehen. Ich nahm meinen Mut zusammen, atmete noch einmal tief durch und da hatte ich es schon ausgesprochen:

„Könntest du dir eine Beziehung mit so einem Mann vorstellen?"

„Nein, eigentlich nicht."

Das saß. Sie kommentierte dieses Nein zwar damit, dass sie großen Respekt vor seinem Weg habe, dass sie es super finde, was er macht. Dass sie sich mit so einem Mann jedoch kein gemeinsames Leben vorstellen könne, weil sie unbedingt einmal Kinder haben möchte und ihr eine eigene Familie unheimlich wichtig sei. Traum geplatzt. Das Leben hatte mich knallhart erwischt. Ich ließ dieses Thema einige Wochen so stehen. Bis zu dem Zeitpunkt, an dem ich mich und mein verwundetes Ego nicht mehr verstecken konnte. Genau genommen hatten wir ähnliche Vorstellungen von einem erfüllten Leben – nur, dass es für mich niemals möglich sein würde, ihr ein Kind zu schenken. Genau das, was sie sich so wünschte. Aber ich war mir sicher: Wenn wir zusammengehörten, würden wir eine Lösung finden. Und dass sie diese Wahrheit, wenn sie mich so liebte wie ich sie, verkraften würde. Ich musste ihr einfach sagen, was Sache war. Lügen sollten nie mehr die Basis meiner Beziehung sein. Nicht mehr so, wie es früher gewesen war. Diese Frau, die ich aus tiefstem Herzen liebte, sollte die Wahrheit erfahren. Und wenn es unsere Beziehung kosten würde.

Nachdem wir uns, wie mittlerweile üblich, nach der Arbeit bei ihr zu Hause trafen, wollte ich gar nicht lange um den heißen Brei herum reden und erzählte ihr, dass ich, Ricardo, früher Anja gewesen war und genau genommen körperlich noch immer Anja war. Jenes Mädchen, das damals auf dieselbe Schule gegangen war wie sie. Dass mein

Coming-out ein Jahr zurücklag, dass ich in Therapie war und am besten Weg, ganz und gar ein Mann zu werden.

Das war eindeutig zu viel. Da Nina keinen blassen Schimmer von meiner früheren Identität als Frau gehabt hatte, mussten diese Informationen für sie ein Schock gewesen sein. Ein brutaler Schock, den sie zuerst verdauen wollte.

„Gib mir bitte Zeit."

Damit hatte sie nicht gerechnet. Und ich nicht mit ihrer Reaktion. Natürlich herrschte erst einmal Chaos. Im Innen wie im Außen. Ich platzte regelrecht mit der Wahrheit heraus und sprach damit Themen an, die in einem normalen Gespräch in den Anfängen einer Liebesbeziehung eher selten Platz finden. Worte, auf die man sich nicht vorbereiten kann – weder die Person, die sie ausspricht, und noch weniger das Gegenüber, das sie hört. Aber diesmal war es anders. Ich spürte keinen Hass, keine Endgültigkeit. Etwas in mir beruhigte mich und ließ mich wissen, dass es Hoffnung gab. Hoffnung, dass unsere Liebe all das überstehen würde. Vorausgesetzt, ich würde ihr jetzt das geben, worum sie mich gebeten hatte – Zeit.

Einige Wochen vergingen und es herrschte absolute Funkstille. Einerseits machte mich diese Ruhe und Unwissenheit verrückt, aber ich versuchte, im Vertrauen zu bleiben und daran zu glauben, dass, wenn wir zusammengehörten, sie sich wieder bei mir melden würde. Diese Zeit musste ich ihr geben. Ich musste behutsam vorgehen, sie nicht unter Druck setzen, sonst würde unsere Beziehung sofort in tausend Scherben zerspringen. Und alles wäre vorbei. Ich übte mich in Geduld. Es verging keine weitere Woche, bis plötzlich mein Handy klingelte.

Nina.

Sie wollte mich sehen.

Und ich sie.

Wir trafen uns wieder. Die Sehnsucht, die wir gegenseitig verspürt hatten, war einfach zu groß gewesen. Wir konnten nicht ohne einander. Das wussten wir nach dieser Zeit der Trennung. Viele Dinge waren für uns klarer als vorher. Nina hatte sich anscheinend mit meiner Vergangenheit arrangiert und auch mit der Vorstellung, dass wir niemals gemeinsame Kinder haben konnten. Mit dieser zweiten Chance ließ ich diese Vergangenheit ruhen und auch unser Gespräch von damals, das wir nie wieder thematisierten. Warum auch – alles war klar. Sie hatte sich in einen Mann verliebt, nicht in eine Frau. Wir führten eine herkömmliche Beziehung, meistens jedoch in unseren eigenen vier Wänden, da wir beide Vollzeit arbeiteten und wir am Abend und am Wochenende ohnehin lieber entspannten, als auszugehen. Wir kochten gemeinsam, redeten über Gott und die Welt, über eine gemeinsame Zukunft mit künstlicher Befruchtung, Haus und Familie und genossen die Zweisamkeit. Wir waren glücklich in unserem kleinen Nest.

Ninas Wohnung lag nur ein paar Ortschaften von meinem Heimatdorf entfernt und nach einigen Monaten unserer Beziehung entschieden wir uns, zusammenzuziehen. Was für ein Statement! Nina stand zu mir, zu ihrer nicht perfekten Beziehung und ihrem Freund, der eigentlich genau genommen rein körperlich noch eine Frau war. Aber Anja war ihr egal. Sie spielte keine Rolle mehr, weder in Ninas noch in meiner Vorstellung einer gemeinsamen Zukunft. Sie liebte mich – so, wie ich war. Ich schwebte nicht nur auf Wolke sieben, ich saß mit einem breiten Grinsen mindestens auf Wolke elf. Ich war noch nie so glücklich gewesen und hatte keinen einzigen Gedanken daran verschwendet, dass unsere Beziehung außerhalb unserer Wohnung und außerhalb unserer Familien und des gewohnten Umfeldes anders sein könnte.

Aber so war es leider.

Egal, ob wir bei meinen Eltern zum Essen eingeladen waren, mit unseren engsten Freundinnen und Freunden einen Grillabend verbrachten oder zusammen spazieren gingen – sobald sich uns eine fremde Person näherte, stand Nina nicht mehr zu mir. Zeitweise stand sie nicht einmal mehr neben mir. Sie ließ manchmal abrupt meine Hand los, setzte sich an einen anderen Platz oder hörte auf, mit mir zu sprechen. Unser Leben, von dem ich dachte, dass es perfekt war, bekam plötzlich einen grauen Schleier und unsere Beziehung machte eine Kehrtwende. Scheinbar war doch nicht alles so harmonisch, wie ich geglaubt hatte. Und offenbar konnte Nina doch nicht so mit der Realität umgehen, wie ich es angenommen hatte. Noch nicht. Davon war ich überzeugt. Sie brauchte einfach nur noch mehr Zeit. Wie damals. Vielleicht war es jetzt umso wichtiger, sie nicht zu drängen und die Zeit für mich arbeiten zu lassen. Nur so konnte Nina die Sicherheit bekommen, mir diese Liebe auch außerhalb unserer Wohnung zu geben. Das dachte ich zumindest. Bis an jenem Nachmittag, an dem wir zusammen im Auto saßen und Nina noch etwas für das Abendessen besorgen wollte.

„Bleib bitte im Auto sitzen. Ich will mich nicht schämen!"

Diese Aussage machte mich sprachlos. Nicht nur diese verletzende Bitte, auch der Satz „Ich will mich nicht schämen!" schoss mir wie ein Blitz durch Mark und Bein. Diesen Satz hatte ich ja schon einmal gehört. Er katapultierte mich direkt zurück in das Jahr 1999, zu meiner Mutter, unserem Weihnachtsfest und diesem bescheuerten roten Kleid. Dass jemand dachte, sich für mich schämen zu müssen, das hatte ich schon einmal erlebt. Dass sich jetzt meine Freundin für mich schämte, brachte die Wunde und die Angst, die damals allgegenwärtig gewesen war, wieder ans Tageslicht. Das Auto war voller Angst. Ninas Angst, sich voll und ganz zu zeigen, die sie dazu brachte, mich in der Öffentlichkeit aus ihrem Leben zu streichen, und meine Angst, verlassen zu werden, die stumm um sich schlug und dann doch alles hinnahm. So ließen wir es aus Angst zu, dass wir beide in dieser Situation verharrten. Nina, die mit mir so respektlos umging und entscheiden durfte, dass unsere Beziehung unter Verschluss blieb. Und ich, der nichts dagegen unternahm. Ich arrangierte mich mit dieser Situation, gab mich damit zufrieden. Ich konnte diese Beziehung mit einer Traumfrau führen und ich war endlich angekommen – in der Normalität und im Schema F. Auch ohne die Öffentlichkeit. Dieses Schema machte mich glücklich. Zuhause war Nina der liebevollste Mensch, den ich kannte, und ich konnte nach einiger Zeit ziemlich gut damit umgehen, wenn sie sich und damit uns aus der Öffentlichkeit zurückzog. Wenn es keine gemeinsamen Einkäufe gab, aber ein gemeinsames Abendessen. Wenn wir uns nicht unter fremden Menschen küssten, die Flammen unserer Beziehung jedoch loderten, sobald wir alleine waren. Wenn wir beide in der Außenwelt unser eigenes Leben lebten und wir zu Hause in unserer Welt die schönste Zeit zu zweit verbrachten. Nur das hatte für mich Priorität – die Liebe dieser Frau.

Diese intensive Erfahrung einer wahren Beziehung, in der ich endlich der Mann sein konnte, der ich immer sein wollte. Ein Mann, der seine Frau auf Händen trägt, der immer für sie da ist. Ihr Fels in der Brandung. Und auch wenn es für Nina im Moment nicht möglich war, hundert Prozent hinter mir zu stehen – ich stand hinter ihr und unserer Beziehung. Ich hatte mich mein gesamtes Leben darauf vorbereitet, Ricardo zu sein. Ich kannte die Risiken, die ungemütlichen Situationen und die Angriffe, die ein Anecken in der Gesellschaft hervorrufen konnte. Ich konnte mit dem Thema Transgender nach über 26 Jahren umgehen. Für sie war es Neuland. Ich verurteilte sie deswegen nicht. Ein Teil von mir verstand sie sogar. So irrational und abwegig es klingen mag: Das, was wir zusammen hatten, war für mich viel wichtiger als all das, was uns im Außen trennen konnte. Das war mein Fokus, ich konzentrierte mich auf das Wesentliche. Ich richtete meine Aufmerksamkeit auf die Dinge in meinem Leben, die für mich wirklich Bedeutung hatten – meine Gesundheit, meine Ausbildung, meine Liebe zu Nina und meine bevorstehende Angleichung.

Ein neuer Name, eine neue Identität – Und ein neuer Penis

So schnell, wie ich es mir wünschte, ging es dann leider doch nicht. Meine Namensänderung war nach meinem Coming-out 2012 eine der ersten Veränderungen in meinem Leben als Mann. Danach kamen ein neuer Reisepass und meine neue Identität, die sich im Außen immer mehr manifestierte. Meine große Operation in Potsdam, bei der ich voll und ganz Mann werden sollte, lag noch weit in der Zukunft. Die Zeit des Wartens stand jedoch nicht nur in Zusammenhang mit meinen körperlichen Veränderungen. Auch meine körperlichen Bedürfnisse mussten sich noch eine Zeit lang gedulden. Denn zuvor stand meine erste OP in Linz am Plan, bei der ich mir meine Brüste abnehmen und mir meine Eierstöcke und weiblichen Geschlechtsmerkmale entfernen lassen würde. Das Datum stand bereits fest – es war der 11. März 2015.

Zu diesem Zeitpunkt waren Nina und ich bereits drei Jahre ein Paar. Wir hatten Höhen und Tiefen, kleine und größere Alltagssorgen, eine gemeinsame Wohnung, gemeinsame Zukunftspläne – aber keinen Sex. Wobei kein Sex auch nicht wirklich zutrifft. Es gab in unserer Beziehung viel Raum für Gefühle, für Intimitäten und Berührungen und natürlich körperliche Liebe. Und auch wenn ich mich am wohlsten fühlte, wenn ich mit T-Shirt und Boxershorts neben Nina im Bett lag, war diese Beziehung für mich so unverhüllt, so offen wie noch keine Beziehung zuvor. Sie wusste, wie weit sie gehen durfte. Wo meine Grenzen lagen. Wobei ich mich nicht mehr wohlfühlte. Sie wusste von jenen Bereichen an meinem Körper, die tabu waren. Ich konnte mich auf sie verlassen, darauf, dass sie mich nur dort berührte, wo es für mich angenehm war. Darum übernahm meistens ich die Kontrolle und verwöhnte sie. Wenn ich mich über sie beugte, sie küsste und liebkoste, jeden Zentimeter ihres nackten Körpers berührte, ihr tief in die Augen sah und ihren warmen Atem auf meiner Haut spürte, fühlte ich mich mit ihr verbunden. War ich zwischen ihren Beinen, fühlte ich mich sicher. Hier konnte ich ihr alles geben, was ich war. Ihr meine Leidenschaft und meine Liebe schenken. Ihre Bedürfnisse waren mein Mittelpunkt. Mein Körper jedoch war für sie nicht greifbar. Ich brauchte dieses Sicherheitsnetz, diesen doppelten Boden und genau so viel Abstand, wie es für unsere Beziehung noch zumutbar war. Nur so konnte ich mich auf diese Liebe einlassen.

Vor meiner ersten Operation brachte mich Nina zum Bahnhof. Die ganze Zeit über hielt sie meine Hand und spürte meine Nervosität. Sie schenkte mir ihre Zuwendung und zwischendurch immer wieder ein beruhigendes Lächeln. So schaffte sie es, dass ich zumindest in diesem Augenblick nicht daran denken musste, was mich in der Klinik erwarten würde. Wir verabschiedeten uns innig und ich wusste: Wenn ich zu ihr zurückkomme, werde ich Anja endgültig in Linz zurückgelassen haben.

Als ich nach vier Stunden Zugfahrt im Krankenhaus ankam, in mein Zimmer eincheckte und mir den OP-Plan für den nächsten Morgen durchsah, stand mir noch eine wichtige Untersuchung bevor – mein erster Termin beim Frauenarzt. Der auch mein letzter sein sollte. Noch nie hatte ich auf diesem Behandlungsstuhl gesessen – mit weit ausgebreiteten Beinen, die links und rechts in kalten Plastikschalen liegen. Ich fühlte mich so entblößt und ausgeliefert wie noch nie in meinem Leben. Der Arzt untersuchte meine Eierstöcke, meine Gebärmutter und skizzierte auf meiner Brust, wo mein Körper aufgeschnitten werden sollte. Nackt, voller Umrisse, leer. So stand ich vor dem Spiegel im Untersuchungsraum und mir war klar, dass ich jetzt alles aushalten musste, was auf mich zukam, wenn ich mir meinen Traum erfüllen wollte. Ich spürte die männlichen Hände des Arztes auf meiner Haut, die völlige Blöße und die Nüchternheit, die diesen Raum einnahm und meinem Körper nach und nach jegliche Empfindung stahl. Ich konnte hier nicht weg, ohne mein künftiges Leben zurückzulassen. Deshalb blieb ich und ließ dieses Standard-Prozedere über mich ergehen. Mit glasigem Blick sah ich mir ein letztes Mal meinen noch weiblichen, nackten Körper an und verabschiedete mich – von meinen Brüsten, meiner Gebärmutter und von Anja. In weniger als 24 Stunden würde fast nichts mehr an meinem Körper sein, das mich an sie erinnern würde. Dieser Gedanke gab mir Kraft und er schenkte mir Hoffnung und Mut, dass diese Entscheidung die richtige war.

In jener Nacht habe ich fast kein Auge zugemacht. Waren es Zweifel, die so kurz vor diesem bedeutenden Eingriff hochkamen, oder war es die blanke Angst vor der Operation selbst, die mich nicht schlafen ließ? Ich weiß es nicht. Aber ich wusste, dass ich es spätestens am nächsten Abend wissen würde, wenn ich im selben Bett einschlafe – als ein neuer Mensch. Irgendwie verging dann doch die Zeit, ich schlief vor Erschöpfung ein und wurde am nächsten Morgen Punkt 7:30 Uhr zu meiner Brustabnahme und Gebärmutter- sowie Eierstockentnahme in den Operationssaal geschoben. Hier lag ich nun auf diesem kalten, harten OP-Tisch aus Metall. Meine Augen wanderten durch den Raum, scannten jedes Detail. Sie waren das Einzige, was ich bewegen konnte. Mein Körper war bereits jetzt in seiner eigenen Schockstarre angekommen. Es war kalt, einschüchternd und ich vermisste das beruhigende Gefühl in mir, dass diese Entscheidung die richtige war. Es wollte einfach nicht auftauchen. Und so wehrte ich mich bis zum Schluss, einzuschlafen ... bis mein Blut die Narkose im gesamten Körper verteilt hatte und der OP-Saal in weite Ferne rückte, ich die Stimmen der Ärztinnen und Ärzte nur noch marginal wahrnahm und die Kontrolle über meinen Körper und meinen Zustand verlor.

Als ich meine Augen langsam wieder öffnete, waren etliche Stunden vergangen. Die Maschine, an der ich angeschlossen war, piepste im Takt meiner Herzfrequenz. Ich war entkräftet und noch leicht benommen. Mein Körper war übersät mit Kompressen und Schläuchen, die mich mit Infusionen versorgten und die Sekrete aus meinen Wunden leiteten. Diese Geräusche überdeckten alles. Nicht jedoch die Stimme in meinem Kopf, die mich daran erinnerte, warum ich hier war. Ich nahm all meine Kraft zusammen, führte meine Hand zum Bettlaken und zog es hoch – sie waren weg. Meine Brüste und Anja waren nicht mehr da. Sofort schossen mir die Tränen in die Augen und Glückshormone gefühlt durch meinen ganzen Körper. Ich konnte mein Glück kaum fassen und ich spürte endlich die ersehnte Erleichterung – dass meine Entscheidung, mich diesem Eingriff zu unterziehen, die richtige gewesen war. Meine Euphorie sollte jedoch bei Weitem nicht so lange anhalten wie die Narkose meiner Operation. Nur wenige Stunden später der erste Schock: Nachblutungen. Meine Welt schien in sich zusammenzubrechen und meine Nerven lagen blank. Die Angst, dass Komplikationen nach der Operation auftreten oder sich mein Körper dagegen sträuben könnte, diese Entscheidung anzunehmen, nahm mir die Luft. Die Ärztinnen und Ärzte beruhigten mich und versicherten mir, dass es eine ganz normale Reaktion auf den Eingriff sei und der Körper über das Blut noch die restlichen Zellen und die abgestorbene Gebärmutterschleimhaut ausscheiden würde. Bis ich wieder im Zug nach Hause sitzen würde, auf dem Weg in mein neues Leben, wären all diese unangenehmen Begleiterscheinungen Geschichte. Damit konnte ich umgehen. Zu groß war die Vorfreude auf meine neue Zukunft, meinen männlichen Körper und auf Nina.

Als ich zwei Tage später in Silz aus dem Zug stieg, warteten bereits meine Familie und Nina am Bahnsteig auf mich. Zwischen meiner Reise nach Linz und meiner Rückfahrt nach Hause hatte sich so viel verändert. Ich hatte mich verändert. Meine Brüste waren einer flachen Männerbrust und einer 40 Zentimeter langen Narbe quer über mein Brustbein, die mich nun für immer begleiten würde, gewichen. So wie die Leere in meinem Unterleib, aus dem mir Gebärmutter und Eierstöcke entnommen worden waren. Nicht nur körperlich hatten mich die Ärztinnen und Ärzte von meinen weiblichen Geschlechtsmerkmalen getrennt. Auch seelisch konnte ich mich mit diesem Eingriff von großen Teilen meines alten Lebens trennen. Je männlicher ich im Außen wurde, umso ganzheitlicher fühlte ich mich im Innen. Wenn ich mich im Spiegel betrachtete, sah ich Ricardo. Anja konnte ich nicht mehr finden, blickte ich noch so tief. Auch wenn die Stimme in meinem Kopf immer noch davon überzeugt war, dass sie sich irgendwo in mir verstecken würde. Es dauerte eine Zeit, bis sich meine Seele auf die veränderte Lebenssituation einstellen konnte, um die neue Realität voll und ganz anzunehmen. So kam es, dass ich nachts schweißgebadet neben Nina aufwachte, weil ich nicht wusste, welche meiner beiden Identitäten nun in diesem Bett lag. Oder gar nicht erst tief einschlafen konnte, weil ich Angst vor Berührungen hatte. Angst, Nina könnte sich im Schlaf an mich kuscheln und ihren Arm über meine nicht vorhandenen Brüste legen. Sie waren nicht mehr da und auch Anja würde nicht mehr kommen. Das versuchte ich immer und immer wieder in mir abzuspeichern. Im Zuge der Abnahme meiner Brust, der Entfernung meiner Eierstöcke und meiner Gebärmutter kam es außerdem zu einer Veränderung meines Hormonhaushaltes – kurz gesagt: Ich befand mich mitten im Wechsel.

Ein Mann in der Mitte seiner Zwanziger, der sich mit Wechselbeschwerden auseinandersetzen muss, mit Stimmungsschwankungen und Hitzewallungen. Auch die machten es meiner Seele und meinem Körper nicht leichter, sich mit den neuen Lebensumständen anzufreunden. Da ich natürlich zusätzlich noch immer die Hormontherapie durchzog und mir mein Arzt Testosteron verabreichte, folgte auf den Wechsel meine männliche Pubertät. Innerhalb kürzester Zeit durchlebte ich somit den Menstruationszyklus, die Wechseljahre und die männliche Pubertät. Nicht nur mein Seelen-, auch mein Liebesleben litt sehr darunter. Auch wenn ich mich endlich in meinem männlichen Entwicklungsprozess befand, meine neue Identität sich immer mehr festigte und ich große Lust auf meine Partnerin verspürte – Sex und dieses gemeinsame Einswerden konnte ich Nina noch immer nicht geben. Und ich musste feststellen, dass bei aller Liebe, die wir miteinander teilten, auch sie einige Narben davontrug.

Der erste Tag vom Rest meines Lebens

Könnte ich die Zeit zurückdrehen, um die Vergangenheit zu ändern, würde ich mir diesen Tag im Juli 2015 aussuchen. Er begann wie ein ganz normaler, wunderschöner Sommertag. Nina und ich waren in unserer Wohnung, die Stimmung war entspannt und angenehm. Ich wollte am Abend zu meinem Cousin, der mich zu einem gemütlichen Grillabend eingeladen hatte, Nina stand vor unserem Kleiderschrank und suchte die passenden Klamotten für einen Abend mit ihren Freundinnen aus. Ich lag im Bett und beobachtete sie dabei. Als sie mit dem Rücken zu mir stand, in ihren engen Jeans, dem schwarzen Spitzen-BH, mit ihren langen wunderschönen Haaren ... und sich mit einem verstohlenen Blick zu mir umdrehte, konnte ich nicht anders. Ich zog sie aufs Bett und küsste sie voller Leidenschaft. Wir lachten, turtelten herum und konnten uns einfach nicht voneinander lösen. Unsere körperliche Anziehung war an diesem Nachmittag so intensiv wie schon lange nicht mehr. Als ich mich nach einiger Zeit schweren Herzens von ihren Lippen losreißen konnte, holte ich meine Jacke und meine Autoschlüssel, sagte ihr, dass ich nachher in der Wohnung auf sie warten würde, und wünschte ihr eine schöne Zeit mit ihren Mädels am Dorffest. Wie immer ging ich davon aus, dass wir den Abend nicht zusammen verbringen würden.

Nur diesmal war alles anders.

Ich wollte ihr gerade einen Abschiedskuss geben, als Nina sich an mich drückte, mich leidenschaftlich küsste und mir etwas zuflüsterte, mit dem ich niemals gerechnet hätte.

„Ruf mich an, wenn du am Weg nach Hause bist. Ich möchte dich heute unbedingt dabeihaben."

Ihre Küsse, Blicke, Berührungen und das, was sie mir zum Abschied ins Ohr geflüstert hatte, gaben mir unheimlich viel Sicherheit und machten mich überglücklich. Ich konnte mein Glück kaum fassen und fühlte mich wie in einem Liebesfilm. Den ganzen Abend hindurch schickten wir uns via WhatsApp Küsse, Herzchen und Liebesbotschaften. Wir konnten unsere Vorfreude nicht zwischen den Zeilen halten. Ich schrieb ihr, wie sehr ich sie liebe, und sie antwortete mir, dass sie uns schon sehen könne ... wie wir gemeinsam irgendwann in unserem Garten liegen würden, mit einem gemeinsamen Haus, Kindern, einem Hund und einem selbstgepflanzten Baum. Es war so wundervoll kitschig und wir waren so unfassbar verliebt. Ich wollte den Abend mit meinen Jungs schnellstmöglich hinter mich bringen, nur um endlich bei Nina sein zu können. Ich sprang ins Auto und raste regelrecht zurück nach Tarrenz, wo das Dorffest stattfand und Nina auf mich warten würde. Ich stellte das Auto bei uns zu Hause ab und spazierte Richtung Ortskern, wo bereits hunderte Menschen ausgiebig feierten. Auf der Hinfahrt hatte ich mit Nina telefoniert und sie hatte mir erklärt, wo genau ich sie finden konnte. Kurz vor dem Treffpunkt winkte sie mir bereits zu. Ich lächelte sie an, sie lächelte mich an, und als ich näher kam, bemerkte ich, dass nicht nur die Leute rund um Nina, sondern auch Nina selbst ziemlich angetrunken waren. Einer davon war Marco – ein ehemaliger Schulkollege, der immer wieder Kontakt zu ihr suchte und ihr dauernd Nachrichten schrieb – auch eine Tatsache, die ich in unserer Beziehung einfach so hinnahm. Er stand neben ihr an der Bar. Sofort fiel mir Nina um den Hals, küsste mich und zeigte keinerlei Berührungsängste in der Öffentlichkeit. Ich war der glücklichste Mann auf Erden. Mit jeder Stunde und jeder Runde Wodka wurde die Stimmung ausgelassener, Nina aber zugleich angetrunkener und Marco aufdringlicher. Ich, der keinen Alkohol trinken wollte, registrierte die Situation nicht nur nüchtern, sondern auch unheimlich klar. Mit jedem Glas wurde Nina kühler, aggressiver und kam mir wie ausgewechselt vor. Diese Reaktion auf Alkohol hatte ich bei ihr schon einige Male beobachtet, aber bei Weitem nicht in diesem Ausmaß. Ich wollte sie vorsichtig darauf aufmerksam machen, dass sie sich mir gegenüber gerade nicht fair verhielt, und fragte sie, was mit ihr los sei, als die Stimmung plötzlich kippte und die Situation zu eskalieren drohte.

„Dann geh halt nach Hause, wenn's dir nicht passt."

Diesmal konnte ich diese Aussage nicht einfach so stehen lassen. Ich beschloss, für mich selbst einzutreten und mich nicht mit einer gleichgültigen Herabwürdigung abwimmeln zu lassen. Ich suchte das Gespräch, aber Nina wandte sich von mir ab und überließ Marco die Bühne.

„Hau endlich ab! Was will sie denn mit so einem wie dir? Du kannst es ihr ja ohne Penis nicht einmal besorgen."

Stille. Keine Reaktion von Nina. Und auch nicht von mir. Ich war geschockt, drehte mich um und verließ ohne Worte das Schlachtfeld. Nach einigen Metern, als sie mich nicht mehr sehen konnten, lief ich hinter eine Hausmauer und weinte. Es war ein absoluter Albtraum.

Hatte ich irgendetwas verpasst?

Was war passiert zwischen all den Liebesbotschaften und dieser Eskalation?

Und wann wurde aus meiner ersten großen Liebe eine Frau, die gegen unsere Verbindung kämpfte?

Nein, so durfte dieser Abend nicht enden. Ich hatte so viel Hoffnung in ihn gelegt, so viel Vorfreude erlebt und wollte Nina nicht kampflos aufgeben. Nicht an einem Abend wie heute, angetrunken bei einem Gassenfest. Ich entschied mich, nach ihr zu suchen. Ich graste den gesamten Festplatz ab, nur um sie dann in einer verrauchten Kneipe in einer dunklen Ecke zu finden. In den Armen von Marco. Fest umschlungen, an die Wand gedrückt küssten sie sich leidenschaftlich. Als ich näher kam, bemerkten sie nicht einmal, dass ich neben ihnen stand. Ich nahm Nina am Arm und wollte, dass sie mit mir nach Hause geht.

„Nina, ich glaube, es ist genug. Es ist Zeit, dass wir gehen."

Plötzlich drehte sich Marco um, stieß mich von ihr weg, schmiss mich auf den Boden und prügelte auf mich ein. Er bekam Verstärkung von seinen Freunden und so waren es insgesamt vier – gegen einen. Ich konnte mich nicht wehren. Und Nina, die noch immer völlig betrunken an der Wand lehnte, kam mir nicht zu Hilfe. Sie lachte mich aus. Mein absoluter Tiefpunkt. Das dachte ich zumindest ... um 1:00 Uhr nachts auf diesem Dorffest. Als die Kerle von mir abließen und aufhörten, auf mich einzuprügeln, bemerkte ich erst, dass Nina mit Marco verschwunden war. Ich richtete mich auf, schleppte mich aus der Bar und versuchte, irgendwie nach Hause zu kommen. Als ich unsere Wohnung erreichte, begann ich, meinen Frust und meine Hilflosigkeit in Alkohol zu ertränken. Meine äußeren Wunden bluteten weitaus weniger als mein Herz. Und ich wollte noch immer nicht wahrhaben, dass Nina heute nicht nach Hause kommen würde. Nach ein paar Flaschen Bier schlief ich völlig entkräftet ein.

Der nervige Warnton meines Handys riss mich einige Stunden später aus dem Schlaf. Ich streckte meine Hand aus und drehte mich zu Ninas Bettseite – sie war nicht da. Gleich darauf schaute ich gestresst auf das Display – keine Anrufe in Abwesenheit – und wählte sofort Ninas Nummer. Die Mailbox. Ich versuchte es bei ihrer Mutter. Vielleicht hatte sie bei ihr übernachtet – wie so oft. Maria musste doch wissen, wo ihre Tochter war.

„Ja, sie ist da, wir sitzen alle bei mir in der Wohnung. Komm doch auch vorbei, Ricardo."

Hoffnung, oder zumindest ein Strohhalm, an den ich mich klammern konnte. Vielleicht würde alles wieder gut werden, und wer wusste es schon – vielleicht saß Nina ja gerade bei ihrer Mutter und bereute zutiefst, was am Abend zuvor passiert war. Warum sollte mich sonst ihre Mutter bitten, zu kommen? Ich war noch leicht angetrunken, aber fest entschlossen, in mein Auto zu steigen und schnellstmöglich zu Marias Haus zu fahren. Als ich bei ihr ankam und in der Tür zu ihrer Küche stand, überkam mich ein eigenartiges Gefühl. Zehn wildfremde, betrunkene Menschen saßen mit Maria am Tisch, vor ihnen leere Bierdosen und ein überfüllter Aschenbecher. Aber von Nina keine Spur. Als ich mich bei Maria nach Nina erkundigte, schickte sie mich in ihr eigenes Schlafzimmer. Noch immer wollte ich mich in Hoffnung wiegen, dass alles gut werden könnte. Ich war mir in diesem Moment sicher, dass Nina bestimmt noch ihren Rausch ausschlafen würde. Ich ging hinaus auf den Flur, zurück zum hinteren Zimmer und blieb in der offenen Tür stehen. Marco. Nina. Beide nackt. Sie küssten sich im Bett von Ninas Mutter. Ich war wie versteinert. Keine Ahnung, ob es eine Panikattacke war oder meine Seele einmal mehr meinen Körper verließ, um ihn regungslos zurückzulassen – ich konnte mich nicht bewegen. Nichts sagen, meinen Blick nicht abwenden. Ich musste sie sehen, die letzten Bruchstücke unserer Beziehung – und der Realität in die Augen. Wenngleich ich meiner Nina nicht in die Augen sehen konnte. Als sie mich bemerkten, stiegen sie aus dem Bett. Marco zog sich langsam die Boxershorts hoch, warf mir triumphierend einen abfälligen Blick zu und grinste. Nina stand in ihrem schwarzen Spitzen-Slip mit dem Rücken zur Tür. Mit ihren Fingern setzte sie Haken für Haken in den Verschluss des BHs. Mit dem Kopf leicht zur Seite geneigt haftete ihr Blick am Fußboden. Als sie ihre Bluse aufhob, sie zuknöpfte und nach ihren langen Haaren griff, drehte sie sich zu mir um und warf mir ernüchternd entgegen:

„Was ist? War ja nur Sex."

Sie hatte verdammt nochmal recht. Es war Sex. Und wenn ich ehrlich zu mir selbst war, hatte ich ihr mehrmals gesagt, dass sie mit jemand anderem Sex haben könne, wenn sie das wollte. Weil ich ihr nicht bieten konnte, wonach sie sich offenbar so sehnte – nach einer tiefen Verbindung auf körperlicher Ebene, dem Verschmelzen zweier Körper zu einem Seinszustand völliger Ekstase und dem sexuellen Höhepunkt unserer Beziehung. Dazu fehlte ganz einfach ein wichtiges Detail: ein Penis.

Als sie jedoch wahrhaftig nackt vor mir stand, neben einem anderen Kerl, da verletzte mich dieser Seitensprung zutiefst. Trotz meiner vorausgegangenen *Erlaubnis* für diesen Betrug war ich von ihr enttäuscht. Ich hatte niemals erwartet, dass sie ihn wirklich einlöste, diesen Freibrief, den ich Vollidiot ihr ausgestellt hatte. Und diese Verletzung griff noch tiefer, weil sie sich bei diesem Mann nach dem Sex auch noch das holte, was ich ihr in diesem Moment sehnlichst geben wollte: Nähe. So gingen sie ohne schlechtes Gewissen an mir vorbei, direkt in die Küche zu ihrer Mutter. Wie ferngesteuert folgte ich ihnen und setzte mich an den Küchentisch. Alle wussten Bescheid. Ich fühlte mich so erniedrigt wie noch nie in meinem Leben. Mein Selbstwert fiel in diesem Moment ins Bodenlose. Die Menschen um mich herum nahm ich nicht mehr wahr, ihre Worte verschwanden und ich fühlte mich wie betäubt. Ich wollte rausrennen und spürte meine Beine nicht. Ich wollte schreien und bekam kein Wort heraus. Ich war apathisch in einer Situation gefangen, über die ich keine Macht mehr hatte.

„Ricardo, fahr nach Hause. Es wäre besser, wenn du eine Nacht drüber schläfst, ausnüchterst und wir dann telefonieren."

Ich hörte Ninas Stimme. Sie saß auf Marcos Schoß, mit einer Dose Bier in der Hand und seiner Hand auf ihrem Oberschenkel. Ich spürte, wie sehr sie es genoss, von ihm berührt und umschwärmt zu werden. Das war nicht meine Freundin, nicht mehr. Wer sie war, das konnte ich mir nicht erklären, aber Nina, meine Nina, würde sich nicht vor mich hinstellen und, ohne mit der Wimper zu zucken, herausposaunen, dass ich mich nicht aufzuregen habe, nur weil sie mit jemand anderem Sex gehabt hatte. Das hatte ich ihr nicht zugetraut und so hätte ich sie niemals eingeschätzt. Sie hatte sich verändert, ich hatte mich verändert. Unser Weg war kein gemeinsamer mehr, er führte in zwei verschiedene Richtungen. Das musste ich mir endlich eingestehen. Und das Leben gab mir genau in diesem Moment einen lauten Weckruf, damit ich meine Abzweigung nicht versäumte. Ich musste reagieren, aufstehen, die Tür hinter mir zuknallen und rennen.

Um mein Leben rennen.

Das tat ich auch. Am Weg zu unserer Wohnung rief ich meinen Bruder Marius an, erzählte ihm die Kurzfassung dieses Horrorabends und bat ihn, mir entgegenzufahren. Er konnte nicht fassen, was passiert war, und musste seiner Wut Luft machen. Diese Neuigkeiten lösten bei ihm eine Flut an Kraftausdrücken, monologartigen Ausschweifungen und purer Empörung aus, die er ins Handy brüllte. Was hatte sich diese Frau nur eingebildet und wie konnte sie mir nur so etwas Schreckliches antun. Er war für mich da. Ich sollte genau dort bleiben, wo ich war. Vorausgesetzt, ich wäre nicht mehr bei ihr. Nach einigen Minuten kam er, holte mich aus dieser Katastrophe und nahm mich mit nach Silz. Meine Eltern kümmerten sich um den Rest, um mein Auto und die Sachen, die noch bei Nina waren. Ich musste nie wieder einen Fuß in diese Wohnung und in die Nähe dieser Frau setzen. Ich zog wieder nach Hause. Hier hatte ich mein Zimmer und meine Familie, die mich aufnahm. Mein kleiner Bruder war in dieser Zeit meine starke Schulter und meine Eltern die größte Hilfe, die ich mir nur vorstellen hätte können. Meine Familie stand zu mir, auf sie konnte ich mich verlassen. Und das war ein schönes Gefühl. Im Gegensatz zu den Emotionen und Erlebnissen mit Nina und Marco. Dieser Betrug und all die Wunden dieses Abends waren enorm schmerzhaft. Ich war mehr als nur am Boden zerstört. Doch am tiefsten und dunkelsten Punkt meiner emotionalen Verwundbarkeit veränderte sich etwas in mir. Ich spürte, dass mich dieser Schmerz aufbrach, um mich eine der wertvollsten Lektionen zu lehren. Er ließ mich aufwachen, sehen und erkennen:

Ich darf meinen Wert selbst bestimmen.

Ich habe es verdient, ein friedliches Leben zu führen.

Mit Menschen, die mir mit Respekt, Liebe und Achtsamkeit begegnen.

Einige Wochen später durfte ich herausfinden, inwieweit mich diese Selbsterkenntnis geprägt hatte – als Nina mit ihrer Mutter vor unserer Haustür stand. Ihre langen dunkelbraunen Haare waren zu einem strengen Zopf gebunden, ihr Gesicht wirkte versteinert und in ihren Händen trug sie einen Umzugskarton. Meine Eltern, die hinter mir in der Küchentür standen und eine Eskalation vermeiden wollten, hatten beide in unser Haus gebeten. Meine Mutter war wohl der Ansicht, es würde eine friedliche Aussprache geben. Was jedoch folgte, sollte auch sie endgültig aufwachen lassen. Ich setzte mich mit meiner Mutter an den Tisch, Nina und Maria saßen uns gegenüber. Mein Vater, der mir später erzählte, dass er ursprünglich vorgehabt hatte, ihnen etwas zu trinken anzubieten, bemerkte die eiskalte Stimmung, die besonders von Nina ausging, und setzte sich dann doch lieber zu mir und Mama auf die Bank, um mir Rückendeckung zu geben. Sie zählte Punkt für Punkt alles auf, was ich aus ihrer Sicht in den vergangenen drei Jahren falsch gemacht hatte. Dass ich ihr von Anfang an die Wahrheit hätte sagen müssen. Dass ich gelogen hatte und sie damit hinters Licht führen hatte wollen. Dass ich vorgegeben hatte, ein anderer Mensch zu sein. Und das alles mit Vorsatz. Mit jedem weiteren Satz, jedem verbalen Angriff wurde sie lauter und ihr Verhalten gefühlloser und abgründiger. Mein Engel, der mir kurz nach meinem Coming-out begegnet war, offenbarte sich mir als skrupellose, kaltherzige Furie. Sie wirkte manisch, blindwütig, wie von einem bösen Geist getrieben. Ich fragte sie, was ich ihr denn so Schlimmes angetan habe, dass sie sich mir gegenüber so respektlos und gefühlskalt verhielt. Ich war den Tränen nahe und einem Nervenzusammenbruch noch näher. Am liebsten hätte ich sie und ihre Mutter am Kragen gepackt und rausgeschmissen. Meine tiefe Enttäuschung, die mich immer weiter ins Bodenlose gezogen hatte, verwandelte sich schlagartig in Zorn, in reinigende Wut. Diese Emotion brauchte ich, um einen Schlussstrich ziehen zu können und meine Verbindung zu Nina endgültig zu beenden. Sie war mein Notausstieg, der Schlüssel zu meiner Heilung. Vor dieser Begegnung hätte ich ihr den Betrug womöglich verziehen. Ich hätte alles getan, damit sich diese Frau nicht von mir trennt. Auch wenn das bedeutet hätte, dass ich es zulassen hätte müssen, wenn sie mich mit Füßen getreten und mir meinen letzten Rest von Würde genommen hätte. Es war ja schon in diese Richtung gegangen: Ich hatte ihr aus meinem Mangel an Selbstwertgefühl letztendlich diesen Freibrief ausgestellt.

Zu viel Angst hatte ich gehabt – davor, diese Abhängigkeit aufzugeben, nicht dazuzugehören und den Rest meines Lebens alleine bleiben zu müssen. Nie den Menschen zu finden, den sich meine Seele so sehr wünschte. Nur: Nina war nicht dieser Mensch. Sie war hier, um mir zu zeigen, dass ich selbst meine zweite Hälfte werden musste. Der, der sich selbst liebt, nährt und wertschätzt und somit seinem Gegenüber die Möglichkeit gibt, das Gleiche zu tun. Nur so würde die Liebe im Innen die Liebe im Außen bewirken.

Nach knapp vier Jahren absoluter Funkstille suchte Nina 2019 vermehrt wieder den Kontakt zu mir. Besonders nach meinem offiziellen Coming-out in den Medien wollte sie sich mit mir treffen und noch einmal persönlich über alles reden. Wir unterhielten uns über einen Online-Messenger, tauschten uns aus. Ich hatte damals endlich den emotionalen Abstand zu den Dingen gewonnen, die uns verbunden und schlussendlich getrennt hatten. Wir konnten auf diese Weise unsere Beziehung ein Stück weit aufarbeiten, ohne Drama darüber sprechen, was uns bewegte, und uns vieles vergeben. Ein persönliches Treffen blockte ich jedoch ab. Ich hatte mich verändert, war ein anderer Mensch als der, den sie gekannt hatte – und in einer glücklichen Beziehung. Für mich gab es nichts mehr, was zwischen uns stand. Ich wusste, dass ihr damals nicht bewusst gewesen war, wie sehr sie mich verletzt und dass sie mit ihrem Verhalten und diesem Seitensprung alles zerstört hatte. Sie hatte nie gelernt, was wahre Intimität bedeutet und wie heilig sie ist. Niemand hatte ihr gezeigt, worin bedingungslose Liebe wirklich besteht, und ihr vorgelebt, dass eine Beziehung, die im Wesentlichen nur auf körperlicher Liebe aufbaut, langfristig keine Zukunft hat. Dennoch konnte ich nachvollziehen, dass sie den Sex in unserer Beziehung vermisst hatte. Sie konnte nicht verstehen, dass der Mann, den sie liebte, ihr das nicht geben konnte. Und noch weniger konnte sie akzeptieren, dass sie mit ihm nie eine Familie haben würde. Sie hatte nie erlebt, wie wichtig Liebe wirklich war. Bis zu dem Zeitpunkt, an dem sie womöglich erkannt hatte, dass es für uns kein Zurück mehr gab und für unsere Liebe keine Zukunft.

Einige Jahre waren 2019 seit unserer Trennung vergangen. Eine Zeit, in der auch Nina neue Menschen kennengelernt und sich wieder verliebt hatte. Es schien, als betrachtete sie unsere vergangene Beziehung nun – wie ich – als eine lehrreiche Zeit. Besonders die Berichterstattung der Medien ließ mein früheres Leben für sie in einem anderen Licht erscheinen – so, wie sie es vorher womöglich nie wahrgenommen hatte. In einem unserer Gespräche erzählte sie mir, dass ihr mit den Jahren immer klarer geworden war, wie ich mich in einem Körper, der mich und meine Seele gefangen gehalten hatte, gefühlt haben musste. Diese Aussage konnte ich lange Zeit nicht einordnen. Bis zu jenem Zeitpunkt, als mich im Mai 2019 ihr Bruder anrief, zu dem ich trotz Trennung nach wie vor ein gutes Verhältnis habe.

„Nina liegt im Krankenhaus. Sie wollte sich das Leben nehmen."

Ich konnte nicht glauben, was ich da am anderen Ende der Leitung hörte. Doch es war die traurige Wahrheit. Die Ärztinnen und Ärzte hatten Nina in künstlichen Tiefschlaf versetzt, da ihr Körper nach dem Suizidversuch zu kollabieren drohte. Sie versuchten, die lebenswichtigen Funktionen aufrechtzuerhalten und damit dem Risiko eines Atem- und Kreislaufversagens entgegenzuwirken.

Aber ihr Körper war zu schwach.

Einige Tage später starb Nina.

Was genau sie dazu bewogen hatte, nicht mehr weiterleben zu wollen, weiß ich nicht. Welcher letztendlich der ausschlaggebende Grund für sie war, der dazu führte, dass sie ihr Leben beendete, kann ich nicht mit Sicherheit sagen. Und ich möchte mir nicht anmaßen, darüber zu urteilen. Doch ihr Bruder beantwortete mir damals mit diesem Telefonat die Frage, die ich Nina niemals gestellt hatte. Warum sie nach all den Jahren verstehen konnte, dass mein Körper für mich vielmehr ein Gefängnis gewesen war als ein Zuhause. Er erzählte mir, dass sie schon längere Zeit an starken körperlichen Schmerzen gelitten hatte, die in den letzten Monaten überhandgenommen und sich immens auf ihre Lebensfreude und ihre psychische Verfassung ausgewirkt hatten. Weder Ninas Familie noch die Ärztinnen und Ärzte konnten herausfinden, was der Ursprung dieser chronischen Schmerzen war. Und Nina – sie konnte und wollte nicht mehr kämpfen. Ihr Tod löste eine tiefe Trauer in mir aus. So tief, dass ich bis heute keinen Fuß auf den Friedhof setzen kann, an dem sie begraben liegt. Begleitet von Schuldgefühlen und Zweifeln war ich mir sehr lange nicht sicher, ob es die richtige Entscheidung gewesen war, mich nicht persönlich mit ihr treffen zu wollen. Was waren tatsächlich ihre Beweggründe gewesen, mich wie aus dem Nichts vier Jahre nach unserer Trennung wieder zu kontaktieren? Was wollte sie mir wirklich mitteilen? Ich werde es nie erfahren. Hätte ich jedoch gewusst, wie verzweifelt Nina wirklich gewesen war und dass sie an Selbstmord dachte, ich hätte ihr mehr Aufmerksamkeit geschenkt. Zwischen den Zeilen gelesen und versucht, ihr in irgendeiner Weise zu helfen. Hätte ich sie retten können, ich hätte es versucht. Doch ihren Tod kann ich nicht rückgängig machen. Die letzten Worte, die wir uns auf Facebook schickten, waren nun auch die letzten Worte, die ich je mit ihr ausgetauscht habe.

Nach ihrem Begräbnis traf ich ihre Mutter noch einmal. Sie vertraute mir etwas an, das Nina ihr unter Tränen kurz vor ihrem Tod mitgegeben hatte. Etwas, das für immer weiterleben würde:

„Mama, jetzt weiß ich, dass es nur um eines gegangen wäre – um Liebe.“

Mein Brief an Nina

Liebe Nina,

manchmal kommen Menschen nicht in unser Leben, um zu bleiben. Sie kommen in unser Leben, um uns für immer zu verändern und uns zu dem Menschen zu machen, der wir in Wahrheit sind. Nur: Um das zu verstehen, müssen wir erst zu dem Menschen werden, der wir sein sollten. Ein Prozess, der alles von uns verlangt. Ganz oben zu sein in unserer blühenden Baumkrone und tief in unserer Erde, um Wurzeln zu schlagen. Würden wir zu Beginn einer solchen Begegnung wissen, wie dunkel es in diesem Erdreich sein wird, wir würden davor zurückschrecken, eine solche Beziehung einzugehen. Und noch mehr würden wir uns von unserer Angst leiten lassen, könnten wir sehen, in welcher Blüte wir stehen werden nach dieser transformierenden Verbindung. Denn das ist es, was wir in Wirklichkeit am meisten fürchten – nicht unsere Wunden und unseren Schmerz. Wir haben eine Heidenangst vor unserem inneren Licht, unserer Stärke und unserer Schöpferkraft. Das ist es, was uns zurückhält, wahrhaftig zu leben, und uns dazu bringt, unser Licht zu dimmen, uns selbst einzuschränken und unser Leben nicht in voller Größe, Tiefe und Fülle zu erfahren. Dieses Licht, das uns daran erinnert, dass wir auf dieser Welt sind, um eine einzigartige Version unserer selbst zu sein, nicht eine zweitklassige von jemand anderem. Und so stehen wir plötzlich unmittelbar vor dieser Wegkreuzung. Gehen wir weiterhin in die eine Richtung, deren Weg wir kennen und mit der sich für uns womöglich nichts ändern mag, oder wählen wir den gegenüberliegenden, völlig unbekannten und unsicheren Weg? Unseren eigenen Weg?

Als ich dich das erste Mal sah, wusste ich, dass ich in Wahrheit gar keine Wahl hatte. Der Weg, den ich gehen musste, war der, den du mit mir gehen würdest. Ich spürte diese tiefe Verbundenheit, die nur wenige Worte brauchte. Und dennoch sollten wir noch etliche Nächte mit Gesprächen füllen, in denen wir genau so sein konnten, wie wir waren. In deiner Nähe spürte ich die Sicherheit, dass ich genau hier hingehörte. An deine Seite. So nahmst du mich an die Hand und hast mir durch unsere Beziehung, den Betrug und die Trennung gezeigt, dass es eine Liebe gibt, die unabhängig bleibt von äußeren Einflüssen und Menschen. Eine Liebe, die niemals enden wird – meine Selbstliebe. Nur, weil du nicht zu mir stehen konntest, durfte ich lernen, zu mir selbst zu stehen. Weil du es nicht gewagt hast, so zu sein, wie du warst, konnte ich meine Individualität lieben lernen. Weil du nicht den Mut hattest, diese Tür zu öffnen, hast du mir gezeigt, wie mutig ich bin und dass keine geschlossene Tür mich von meinem Glück trennen kann. Weil ich es mir selbst nicht wert war, Grenzen zu ziehen, durfte ich erfahren, dass Selbstliebe Grenzen braucht und mein Wert nicht von ihnen bestimmt wird. Weil du die Augen vor unserer Liebe verschlossen hattest, konnte ich sehen, wer ich in Wirklichkeit bin und dass Liebe Ehrlichkeit braucht. Weil du Angst hattest, dass die Öffentlichkeit unsere Beziehung nicht akzeptieren könnte, konnte ich mich selbst respektieren und meine Angst bezwingen, nicht genug zu sein. Weil ich dir nicht das geben konnte, was du dir womöglich am meisten gewünscht hättest, konnte ich mir selbst das größte Geschenk bereiten – Freiheit. Und so fühle ich für dich reine Dankbarkeit in meinem Herzen. Auch wenn ich in unserer Beziehung durch Dunkelheit gehen musste, fand ich meine Wurzeln. Schicht für Schicht durfte ich all das ablegen, was ich nicht bin. Und mit jeder Ebene war ich meinem Licht näher. Und blühe noch bunter als jemals zuvor. Durch dich wurde ich zu dem Menschen, der ich heute bin. Ohne dich würde ich nicht hier sein. Hier bei mir. Nicht die Leichtigkeit besitzen, dir zu vergeben. Ich weiß, es war unser Schicksal, dass wir uns an dieser Weggabelung getroffen haben. Und es war unser Schicksal, nur einen kleinen Teil dieses Weges miteinander gehen zu dürfen. Und genauso war es vorherbestimmt, wie dieser gemeinsame Weg enden musste. Hier lag so viel Erkenntnis. Wir durften so viel lernen. Und auch wenn dieses Wissen mit vielen Tränen und Trauer verbunden war und es für uns kein gemeinsames, glückliches Ende gab, weiß ich tief in meinem Herzen, dass wir angekommen sind.

Du bei dir.
Ich bei mir.
Wir bei uns.

Kapitel 8

Es gibt viele Wege, die man im Leben gehen kann.
Richtig ist immer der, der dich glücklich macht.

Wie ich werde, wer ich bin. Eine neue Identität entsteht

Als ich mich 2011 vor meinen Eltern outete, startete ich in ein neues Leben. Ich wusste nicht, ob ich glücklicher werden würde, was mich erwartete oder wer mich dabei begleiten wollte. Aber ich wusste, dass mein Herz diesen Weg gehen wollte. Ich flüchtete nicht mehr blind in eine Lüge, ich setzte einen Fuß vor den nächsten und ging mutig meiner neuen Zukunft entgegen. Ich nahm meinen Kopf hoch und mein Leben in die Hand. Und mit jedem Gespräch, jedem Attest und jeder Operation näherte ich mich langsam, aber stetig meinem wahren Ich. Meiner neuen Identität, die ich voll und ganz bereit war mit Leben zu füllen.

Erst Jahre später konnte ich mir mit meiner letzten OP endlich diesen einen Wunsch erfüllen – voll und ganz Mann zu sein. In diesen Jahren durchlebte ich Sinnkrisen, Ängste und starke Schmerzen. Ich lernte, dass ich diszipliniert und fokussiert sein musste, dass es Menschen gab, die meinen Weg nicht verstehen würden, und dass das Glück manchmal Narben hinterlässt. Es war aber auch eine Zeit, in der ich über mich hinauswachsen durfte, in der ich reifte und fühlte, warum ich diese Entscheidung einer geschlechtsangleichenden Operation nie bereuen würde. Meine Operationen wurden zu meinen Meilensteinen. Und mit jeder Veränderung rückte mein Ziel näher und wurde immer greifbarer.

Keine Steine – Meilensteine

Februar 2015 – Operation in Linz
Abnahme der Brust, Entfernung der Eierstöcke und der Gebärmutter
März 2016 – erste Operation in Potsdam
Aufbau Penoid über 12 Stunden mit 16 Tagen Klinikaufenthalt
November 2016 – zweite Operation in Potsdam
Implantat Erektionsprothese
Januar 2017 – Operation in Innsbruck
Notoperation aufgrund eines Keimbefalls im linken Hoden

Ich sah mein Leben, wie es früher war, visualisierte es, wie es in fünf Jahren sein sollte, und wusste in diesem Moment genau, warum ich das alles auf mich nahm. Warum ich kämpfte und nie daran gedacht hatte, aufzugeben. Wochenlang an mein Bett gefesselt, unter Schmerzen und Tränen, sollte mich etwas immer wieder motivieren, weiterzumachen – meine Liebe zum Leben, die ich neu entdeckt hatte und nie wieder aufgeben wollte.

Meiner Seele auf der Spur

Der Weg zu meinem neuen, männlichen Körper begann mit dem ersten Termin bei meiner Psychologin. Im Frühjahr 2012. Bei einer geschlechtlichen Angleichung ist die übliche Vorgehensweise, dass man sich mindestens ein Jahr einer Psychotherapie unterzieht. Bei Unklarheiten oder Zweifeln ist meiner Meinung nach eine Psychotherapie wichtig und richtig. Nur so lässt sich feststellen, ob der Patientin oder dem Patienten klar ist, welche Auswirkungen dieser Entschluss mit sich bringt und ob sie oder er sich der Tragweite dieser Entscheidung bewusst ist. Immerhin lässt sich dieser Schritt nur sehr schwer wieder umkehren und besiegelt, dass man auf biologischem Weg weder Mutter noch Vater werden kann. Durch die Entfernung von Gebärmutter und Eierstöcken konnte ich nicht mehr schwanger werden. Ebenso kann ich als Mann nach Aufbau eines funktionstüchtigen Penoids aus körpereigenem Gewebe keine Kinder zeugen. Die Möglichkeiten enden beim Geschlechtsakt an sich.

Ich hatte diesen Termin bei meiner Psychologin bereits kurz nach meinem Coming-out vereinbart und fragte meine Mama, ob sie dabei sein wollte. Ich hatte sie bisher in meinem Leben an wenigen Dingen teilhaben lassen. Die allerwichtigsten behielt ich erst recht für mich und wollte sie mit mir selbst ausmachen. Aus Angst, es könnte sie nicht interessieren und sie würde mich womöglich abweisen. Meine Mama war dennoch schon immer ein wichtiger Teil in meinem Leben. Früher als Kind hatte ich mir gewünscht, sie wäre bei mir gewesen, wenn mich das Leben überforderte. Nur habe ich mir das damals eben nur gewünscht – ihr aber nie gezeigt und sie nie um Hilfe gebeten. Das wollte ich ändern. Ich wusste, es würde ihr viel bedeuten, würde ich sie darum bitten, mich bei diesem wichtigen Schritt zu begleiten. Und so war es auch. Es stand für sie außer Frage, dass sie mich bei meinem Vorhaben unterstützen wollte. Sie fieberte diesem Tag mit mir entgegen und konnte es genauso wenig erwarten wie ich.

Und dann kam der Tag der ersten Therapiesitzung. Wir betraten die Praxis, ich setzte mich auf die Couch und meine Mama setzte sich neben mich. Die Psychologin begann das Gespräch mit einem Satz, der mir bis heute im Gedächtnis geblieben ist:

„Eine Veränderung kann manchmal ziemlich hart sein. Aber viel härter ist es, sein ganzes Leben lang zu bereuen, es niemals versucht zu haben."

Besonders meine Mama war berührt von ihren Worten. Ich spürte, dass auch ihr etwas auf dem Herzen lag, das sie sich von der Seele reden wollte.

„Haben wir irgendetwas falsch gemacht? Wie hätten wir unserem Sohn helfen können?"

Ich nahm ihre Hand, spürte, wie sie meine festhielt und wie viel Schmerz und Verzweiflung in diesem Moment aus ihr sprach. Wie damals am Abend meines Coming-outs, an dem ihre Schuldgefühle keinen anderen Ausweg mehr gefunden hatten als durch ihre Tränen.

Sie erzählte von dem einen Weihnachtsfest, an dem sie mich gezwungen hatte, dieses rote Kleid zu tragen. Von den Kommentaren im Schwimmbad – warum es sein musste, dass ich mitten im Sommer mit einer langen Schwimmhose und T-Shirt am Beckenrand saß, und dass sie mich immer dazu animieren wollte, beim Tennis einen Rock zu tragen. Dass sie mich nie dazu gedrängt hatte, mit Puppen zu spielen, und es mir immer selbst überlassen hatte, mir meine Hobbys auszusuchen. Dass sie immer den Verdacht gehabt hatte, dass ich lesbisch sei, und dass sie mir nie einen Vorwurf gemacht hätte, wenn es denn so gewesen wäre. So wie sie mir auch keinen Vorwurf machte, als ich mich outete. Es wäre nur alles einfacher gewesen, wäre ich wirklich lesbisch. Dann müsste ich mich für das richtige Körpergefühl keinen lebensbedrohlichen Operationen unterziehen und vielleicht nicht so für das Leben kämpfen, das ich mir wünschte. Wenn ich meinen Eltern früher von meinen Sorgen erzählt hätte, dann hätte ich schon in der Pubertät mit einer Hormontherapie beginnen können und nicht so leiden müssen.

Auch wenn es für meine Eltern ein Schock gewesen war, als ich ihnen erzählte, auch körperlich ein Mann sein zu wollen – die Nachricht über eine schwere Krankheit hätte ihre Welt zusammenbrechen lassen. Nun waren es einfach Steine, die in meinem Weg lagen und die wir gemeinsam wegräumen konnten.

Die Therapeutin versicherte uns, dass viele Eltern transsexueller Kinder ähnliche Gedanken haben. Aber nicht jede Mama würde so hinter ihrem Kind stehen wie meine. Es gebe jede Menge Fälle, in denen Eltern ihr Kind verstoßen würden und das neue Leben für diesen Menschen bereits mit mehreren Verlusten beginnen würde – nicht nur dem der eigenen Vergangenheit, sondern auch dem Verlust der Eltern. Das konnte sich meine Mama nicht vorstellen. Sie sah mich an und ich konnte in ihren Augen sehen, wie stark sie in diesem Moment geworden war:

„Genau in dieser Lebenssituation brauchen Kinder ihre Eltern, ihre Unterstützung und Liebe. Egal, ob mein Kind schwul, lesbisch oder transsexuell ist – mein Kind bleibt immer mein Kind. Hauptsache, es ist glücklich."

Die Therapie umfasste eine Reihe von diagnostischen Prozessen, damit mein sogenannter Transsexualismus festgestellt werden konnte. Die Therapeutin versuchte darzustellen, wie sich eine Störung der Geschlechtsidentität in meinem Leben äußerte. Wie es ist, wenn man sich mit seinem Geschlecht, das einem oftmals bereits im Bauch der werdenden Mutter zugeordnet wird, in keiner Weise identifizieren kann, und es sich nicht mit der eigenen Selbstwahrnehmung deckt. Wenn der Wunsch nach einem Wechsel des Geschlechts, nach einer Angleichung, nach einem *Ganzwerden* immer unumgänglicher wird. Und bereits nach der ersten Sitzung konnte sie mir eine offizielle Diagnose darüber ausstellen – Geschlechtsinkongruenz:

Eine fehlende Übereinstimmung zwischen dem erlebten männlichen Geschlecht und dem aufgrund der äußeren Geschlechtsmerkmale zugewiesenen weiblichen Geschlecht.

Dass Transsexualismus als eine Störung mit Krankheitsbildern und Therapiemöglichkeiten diagnostiziert wird, fand ich besonders irritierend. Immerhin fühlte ich mich nicht krank und ich wollte mich auf keinen Fall in eine hilflose Opferrolle manövrieren lassen. Ich wünschte mir vielmehr, dass Menschen wie ich, die sich einer Geschlechtsangleichung unterziehen wollen, nicht mit einem Stigma versehen oder mit einer Krankheit in Verbindung gebracht werden. Denn: Auch wenn das Umfeld verstört auf Transgender reagieren könnte, so fühlt sich der Mann oder die Frau in seinem oder ihrem Körper nach einer geschlechtsangleichenden Operation angekommen und keineswegs *austherapiert*. Eine Geschlechtsangleichung beinhaltet eben nicht nur die körperliche Komponente, sondern auch die soziale und juristische.

Vor allem bei der *real life experience* konnte ich vorfühlen und mich schon mal in meine neue, männliche Rolle einleben. Das war für mich selbst wichtig, aber auch für mein Umfeld, dem ich damit signalisierte, dass ich jetzt ein Mann war. Und so trat ich auch in der Öffentlichkeit auf. Nur so konnte ich sicherstellen, dass sich die Menschen um mich herum an Ricardo gewöhnten und Anja ein für alle Mal Geschichte war. Für sie und für mich. Für meinen Kurzhaarschnitt, der mich männlicher wirken ließ, hatte ich mich bereits einige Zeit vor meinem offiziellen Coming-out entschieden, und auch mein burschikoses Auftreten, das die Menschen früher irritiert hatte, passte jetzt zu meinem Erscheinungsbild. Zudem wurden mein Kleidungsstil, meine Gestik und meine Haltung männlicher.

Die Gespräche mit meiner Therapeutin waren auch die Grundlage für jenes Attest, das mir eine Hormontherapie ermöglichte – welche wiederum ein Teil der Geschlechtsangleichung war.

Dieses Attest wurde mir schließlich aufgrund meiner abgeschlossenen Therapie und der Empfehlung meiner Therapeutin von einem Facharzt der Psychiatrie ausgestellt. Was für eine Erleichterung! Als ich mit Mama die Klinik verließ und dabei das Attest in meinen Händen hielt, schossen mir Freudentränen in die Augen. Ich fiel Mama in die Arme und wollte es am liebsten hier und sofort der ganzen Welt verkünden:

„Es geht los!“

Mir stand nichts mehr im Weg. In den nächsten Wochen würde ich mit der Hormontherapie beginnen und meinen Körper auf die große Operation in Potsdam vorbereiten. Auch dort wollte ich Mama an meiner Seite haben. Ich war mir sicher, wir würden das gemeinsam schaffen – sie und ich. Am Weg nach Hause rief ich Papa an und erzählte ihm, dass ich nun endlich offiziell meinen Namen ändern konnte. Ich bemerkte an seiner Stimme, wie auch ihm ein Stein vom Herzen fiel und dass er sich für mich freute. Auch wenn er es nicht in Worte fassen konnte, wusste ich, dass auch er für mich da war und wir als Familie diese Zeit der Veränderung bewältigen konnten.

Endlich – Ricardo Föger

Danach ging alles Schlag auf Schlag. Denn meine Therapie ermöglichte auch einen weiteren zentralen Schritt. Einige Tage später fuhr ich deshalb ein weiteres Mal nach Innsbruck, dieses Mal jedoch in das Magistrat, um meinen Namen zu ändern.

Ich hatte alle Unterlagen dabei und marschierte direkt zum Meldeamt. Da ich ja sicherlich nicht der Erste war, der eine Namensänderung durchführen lassen wollte, ging ich von einem problemlosen, kurzen Abstecher ins Magistrat aus – absolut falsch gedacht! Ich wurde von einer Abteilung zur nächsten geschickt, Stockwerke hinauf und hinunter, nur um wieder vor einem netten Herren zu sitzen, der mir gerne geholfen hätte, jedoch keine Ahnung hatte, wie er mit dem Thema umgehen sollte. Ich war kurzzeitig entmutigt. Ich konnte doch nicht der erste Mensch sein, der aufgrund dieses Attests seinen Namen ändern lassen wollte! Geduld war angesagt – und immer wieder denselben Sachverhalt wiederholen, bis ich am Ende des Tages dann doch noch die richtige Abteilung und einen bemühten Sachbearbeiter fand, der mir meine neue Geburtsurkunde ausstellte und sie mir offiziell mit „Ich gratuliere Ihnen, Herr Föger!“ überreichte.

Ich fühlte mich in meiner Haut immer wohler und zu meinem neuen Körpergefühl gesellte sich schon bald meine neue offizielle Identität – ein neuer Personenstand und mein neuer Vorname auf allen wichtigen Dokumenten:

Ricardo Föger.

Hätte mir das jemand ein paar Jahre zuvor erzählt, ich hätte es nicht geglaubt.

Ich war auf meinem Weg. Die Psychotherapie und der juristische Geschlechtswechsel waren geschafft. Was als Nächstes am Plan stand? Meine erste Hormontherapie.

Der Stoff, aus dem Männer sind

Wenn ich mich an meine erste Hormonspritze erinnere, kommt es mir vor, als wären seither Ewigkeiten vergangen. In Wahrheit sind es nur ein paar wenige Jahre. Einerseits war es so surreal und doch habe ich diesen Augenblick so klar in meinen Erinnerungen abgespeichert. Es war im Februar 2013, als ich zusammen mit Mama in die Innsbrucker Universitätsklinik fuhr. Unser Ziel: die Hormonambulanz. Mit einem Rezept, das wir direkt nach der Anmeldung von meinem Arzt bekommen hatten, gingen wir in die Apotheke, holten das Präparat und setzten uns wieder in den Warteraum. Wir waren umgeben von Paaren, die sich mit einer Hormontherapie ihren Kinderwunsch zu erfüllen hofften, Menschen, die sich wie ich einer geschlechtsangleichenden Operation unterziehen wollten, und solchen, für die ebenfalls noch eine Hormontherapie geplant war. Die unterschiedlichsten Menschen mit den unterschiedlichsten Geschichten waren hier anzutreffen. Jede davon einzigartig – so wie meine. Die positive Stimmung, die diesen Raum und mich einnahm, weckte in mir das Gefühl eines wahren Neubeginns. Ich konnte es gar nicht mehr erwarten, mit meiner Therapie zu beginnen. Und auch meiner Mama war die Erleichterung ins Gesicht geschrieben.

„Gott sei Dank, jetzt geht es endlich los."

Durch meine Hormontherapie blieb mit der Zeit meine Monatsblutung aus und ich veränderte mich seelisch und körperlich immer mehr zu einem Mann. Meine Körper- und Barthaare wuchsen, mein Stimmbruch setzte ein und auch meine Brust veränderte sich durch die Östrogenblocker und das Testosteron. Meine Klitoris vergrößerte sich und die einzelnen Gewebeschichten veränderten sich – was enorm wichtig war für meine bevorstehende Angleichung und den Aufbau meines Penis. Dieser genitalchirurgische Eingriff ist nach etwa einem Jahr Hormontherapie möglich. Die OP in Linz war die Vorbereitung für meine größte Veränderung gewesen: meine geschlechtsangleichende Operation in Potsdam im März 2016.

Potsdam, die Erste

16 Tage, 12 Stunden – und keine Minute, die ich bereue. Potsdam hat mein Leben verändert. Grund dafür war aber nicht die Stadt selbst, sondern diese drei Orte, an denen ich 16 Tage am Stück verbracht habe: die Klinik, mein Zimmer und mein Bett. Es war diese Operation und die Zeit, die wir miteinander hatten, die mich veränderte.

Wir – das waren meine Mama und ich.

Sie wollte auch bei diesem einschneidenden Erlebnis bei mir sein und mich dabei unterstützen. Unser Plan: zehn Stunden Zugfahrt in den Norden Deutschlands und eine Rückfahrt mit Papa als Chauffeur. Aus dieser Idee wurde jedoch leider nichts, da mein Papa mit einer bakteriellen Entzündung ins Krankenhaus Zams eingeliefert worden war. Alles retour! Wir stornierten die Zugtickets und meine Mama nahm das Steuer selbst in die Hand – wir reisten mit dem Auto an. Aber nicht nur meine Operation, auch die lange Anreise bereitete ihr Sorgen. So wie mir. Doch wir hatten uns! Diese Reise würde nicht nur mein Leben und ihres komplett verändern, ich hatte auch das Gefühl, sie würde uns außerordentlich zusammenwachsen lassen. Die Zeit, die wir gemeinsam verbrachten, mitteilsam oder stillschweigend, bleibt immer ein Teil von uns. Etwas, an das wir uns immer erinnern werden.

Wir fuhren also los. Nach über acht Stunden kamen wir bei der Frühstückspension an, in der meine Mama die nächsten Wochen übernachten wollte. Wir parkten dort unser Auto und spazierten zu Fuß zur Klinik. Nach der anstrengenden Fahrt war ein wenig Füßevertreten und frische Luft eine wahre Wohltat – vor allem, da es gleich nach der Aufnahme auf meiner Station bereits mit den ersten Voruntersuchungen losging. Meine Mama blieb bis am Abend bei mir, räumte meinen Kleiderschrank ein, kümmerte sich darum, damit ich alles hatte, was ich brauchte, und wollte sichergehen, dass ich auf den nächsten Tag vorbereitet war – so gut man sich auf eine 16-stündige Operation eben vorbereiten kann. Ich war geschafft und dennoch wollte ich kein Auge zumachen. Hier in diesem Bett, das ich die nächsten Tage und Wochen nicht verlassen würde können, besuchten mich in jener Nacht die schönsten und schlimmsten Gedanken. Was mich wirklich erwarten würde? Ich hatte so eine Ahnung, dass ich keine Ahnung hatte.

Tagebucheintrag: Die Nacht davor

Wie erkennt man Veränderung? Mit großer Wahrscheinlichkeit trägt sie einen weißen Arztkittel, riecht nach Desinfektionsmittel, schmerzt am Anfang höllisch und ist am Ende hoffentlich die Erfüllung meiner Träume. Keine Ahnung, was mich morgen erwarten wird. Ich habe nur eine Heidenangst davor. Ich lag schon mehrere Male auf einem OP-Tisch, damit habe ich kein Problem. Aber eine Operation, die über einen ganzen Tag geht, ist wirklich furchteinflößend. Und erst die Komplikationen, die bei so einem Eingriff auftreten können! Worauf habe ich mich eingelassen? Was passiert da morgen? Oje, Ricardo. Jetzt solche Gedanken zu haben, bringt uns auch nicht weiter. Meine Brüste wurden mir abgenommen, meine Eierstöcke fehlen und meine Gebärmutter wurde mir aus dem Körper geschnitten. Ich schlucke Hormone und werde mir mein Leben lang Testosteron spritzen müssen. Jetzt aufzuhören, wäre purer Irrsinn. Und der würde mir genau gar nichts bringen. Mein Wunsch steht fest. Und das nicht erst seit gestern. Schon immer. Das bin ich mir und der kleinen Anja schuldig, die tief im Inneren immer an ihrem Traum festgehalten hat – irgendwann im Leben Ri-

cardo zu sein. Aufgeben ist nicht die letzte Option, es ist gar keine Option. Angst hin oder her. Aufgegeben wird ein Brief und nicht mein Leben. Vor was genau habe ich denn Angst? Dass es die Ärztinnen und Ärzte vermurksen, dass ich nicht mehr aufwache, oder vor der Reaktion des Dorfes auf meine Operation? Alles ist möglich. Und je mehr ich in meinen Gedanken versinke, umso klarer wird es – mein Kopf und mein Ego beschäftigen sich wirklich damit, wie die Leute auf den neuen Ricardo reagieren werden. Echt jetzt? Jetzt, so kurz vor meiner Operation? Mir ist scheißegal, was meine Nachbarinnen und Nachbarn sagen, was die Frau beim Bäcker über mich erzählt und ob sich alle vorstellen, was ich bald zwischen meinen Beinen hängen habe.

Ich bin kein Transgender, ich bin ein Mann. Und ich fühle mich auch so. Ich war nie im falschen Körper, wie man es überall im Dorf hört. Ganz im Gegenteil: Ich liebe meinen Körper, nur die weiblichen Geschlechtsmerkmale waren völlig fehl am Platz. Aber die bin ich jetzt eh schon losgeworden. Was man sich im Dorf sonst noch erzählt? Dass sie sich nicht vorstellen können, was ich denn nach meiner OP für eine Beziehung führen würde. Bingo, das ist das Problem. Nein, nicht nur irgendein Problem, sondern mein allergrößtes. Kann so jemand wie ich denn überhaupt jemanden finden, der mit meiner Geschichte klarkommt? Und mit mir als Mensch? In diesem Dorf? Unwahrscheinlich. Macht es denn überhaupt Sinn, weiterhin in so einem Dorf zu leben? Diese Gedanken in den Köpfen der anderen werde auch ich mit meiner geschlechtsangleichenden Operation und meinem Lebensstil nach dem Motto „Scheiß dich nichts, dann fehlt dir nichts!“ nicht verändern können. Oder doch? Einen Versuch ist es wert. Ich habe nicht vor, nach dieser OP nach Hause zu kommen und zu flüchten. Vor wem denn auch? Dem Pfarrer, den Lehrerinnen und Lehrern aus meiner ehemaligen Schule oder den Menschen, die genau diesen Leuten zuhören und glauben? Sicher nicht. Mein Penis gehört mir und nur mir. Und ich muss mich vor niemandem rechtfertigen. Ich habe doch nicht diese ganzen Strapazen auf mich genommen, um jetzt ein Okay von der Gesellschaft einholen zu müssen, damit ich mein Leben so leben darf, wie ich will. Sie können gerne damit anfangen, vor ihrer eigenen Tür zu kehren, und mich dann noch einmal fragen, wenn sie mich nach meiner OP im Dorf treffen.

Was das eigentlich ist, so ein Penoid. Wie das so ist, das Liebesleben mit einem Penoid. Und wie das im Alltag überhaupt funktionieren kann mit einem Penoid. Kein Thema, ich bin bei der Aufklärung gerne behilflich. Nennen wir's beim Namen – es ist ein Penis. Aber jetzt muss ich mich erst einmal auf das konzentrieren, was direkt vor mir liegt und wirklich wichtig ist – diese furchteinflößende OP. Und vor der habe ich immer noch eine Heidenangst.

Am Morgen meiner großen OP

Punkt 06:00 Uhr – es war so weit. Ich wurde von einem diplomierten Gesundheits- und Krankenpfleger abgeholt, in den OP-Saal gebracht und bekam eine Vollnarkose. Und wieder wollte ich mich dagegen wehren, meine Augen zu schließen. Groß war die Angst vor der Ungewissheit – und doch war mein Wunsch nach Veränderung größer. Mein Vertrauen in das Leben nahm mich ein weiteres Mal an die Hand und gab mir das Gefühl, dass alles gut werden würde. Und so schlief ich ein.

Als meine Mama um 09:00 Uhr am Vormittag die Tür zu meinem Zimmer öffnete, erwartete sie nur noch ein leeres Bett. Ich war schon weg. Wie sie mir nach der Operation erzählte, hatte für sie in diesem Moment eine Zeit des Wartens und des Hoffens begonnen. Was geht einer Mama in dieser Zeit nur durch den Kopf? Alles. Gedanken an die Vergangenheit, in der sie lange Zeit mit niemandem über mein Coming-out gesprochen hat. Nicht aus Scham, sondern aus Schmerz. Der Schmerz, den eine Mama verspürt, wenn sie hört, wie ihr Kind leiden musste, weil es sich nie in seinem Körper wohlgefühlt hatte. Sie hatte daran gedacht, was ich gerade in jenen Stunden erleben musste und was noch alles auf mich zukommen würde. Es kamen Ängste in ihr hoch – was alles schieflaufen könnte, und im nächsten Moment gab sie ihnen keinen Raum mehr und hoffte, dass alles gut gehen würde. Was sie mir nach der OP anvertraute: Es waren die schlimmsten zwölf Stunden ihres bisherigen Lebens gewesen.

Die Stunden vergingen langsam, sie blätterte in Buchseiten, legte sich hin, spazierte den Gang unzählige Male rauf und runter und erkundigte sich immer wieder bei den Pflegerinnen und Pflegern, wie die Operation verlief. 19:00 Uhr, ich war immer noch nicht da. Sie beschloss, ihrem angespannten Körper eine Pause zu gönnen, an die frische Luft zu gehen, sich die Füße zu vertreten, tief durchzuatmen. Ewig konnte es ja nicht mehr dauern. Und dann ... betete sie. Etwas, das sie schon lange Zeit nicht mehr getan hatte. Sie bat darum, dass sie mich nicht verlassen würden, meine Schutzengel ... und Gott. Dass er ihr ihren Sohn wieder gesund zurückbringen möge und dass er mir Kraft schenken solle auf meinem Weg, der mit dieser Operation noch lange nicht vorbei sein würde. Denn diese körperliche Geschlechtsangleichung, bei der mein primäres Geschlechtsmerkmal, also meine Vagina, an mein Identitätsgeschlecht angepasst wurde, war mit dieser OP noch lange nicht abgeschlossen. Es fehlte noch das Implantat, die Erektionsprothese, für einen funktionsfähigen Penis. Und auch diese Operation war alles andere als einfach. Aber vorher stand meine größte Veränderung bevor – ich bekam meinen Penis.

Die Ärztinnen und Ärzte operierten von früh bis spät. Das war kein Wunder, verlangt ein solcher Eingriff von der Operateurin bzw. dem Operateur mindestens genauso viel Geschicklichkeit und Können wie etwa eine Herztransplantation. Nach Rücksprache mit Ärztinnen und Ärzten aus diversen Kliniken, über die ich mich im Vorfeld informiert hatte, gibt es relativ wenige Ärztinnen und Ärzte, die sich eine solche Angleichung zutrauen – aufgrund der fehlenden Erfahrungen und des hohen Komplikationsrisikos. Immerhin muss aus Gewebe, Adern und Nervensträngen ein neues Organ geformt werden.

Dafür werden Haut und Gewebe von anderen Stellen des Körpers entnommen, was wiederum das Risiko von Folgeschäden stark erhöht. Für den Aufbau hatten die Ärztinnen und Ärzte in meinem Fall ein freies Transplantat aus meinem Unterarm entnommen, den Radialislappen, und diese Stelle wiederum mit Spalthaut meines Oberschenkels abgedeckt. An diesen Stellen werden mich mein Leben lang großflächige Narben an diesen Eingriff erinnern. Dass mir das Gewebe nicht gleich aus dem Oberschenkel entnommen wurde, liegt daran, dass der nicht-dominante Unterarm meistens über ein besseres Muskelgewebe verfügt als der Oberschenkel oder der Oberarm.

Als Basis für meinen Penis wurde die Klitoris freigelegt und ein Stück nach oben versetzt – an die gleiche Stelle, an der sich bei biologischen Männern der Penis befindet. Zudem wurde aus meinem eigenen Gewebe eine neue Harnröhre sowie eine Harnröhrenverlängerung gezüchtet und aufgebaut.

Um 22:00 Uhr war es dann so weit: Ich kam in den Aufwachraum und meine Mama konnte mich endlich sehen. Noch narkotisiert und stark gezeichnet von den Strapazen lag ich in meinem Bett. Wohin meine Mama auch blickte, sie sah nur Mullbinden, Katheter und Schläuche, die an

Geräten angeschlossen waren, um mich mit Infusionslösung zu versorgen – ihren Sohn, inmitten dieser unwirklichen Welt. Ich versuchte, meine Augen zu öffnen, konnte sie aber nicht offenhalten. Ich war noch viel zu schwach, um mich bewegen oder sprechen zu können. Dr. Paul Jean Daverio – der Arzt, der meine Operation durchgeführt und geleitet hatte – war anwesend und versicherte meiner Mama, dass die Geschlechtsangleichung erfolgreich verlaufen war und dass er ihr, wenn sie dafür bereit war und es auch für mich in Ordnung sei, das Ergebnis präsentieren wollte.

„Das ist jetzt Ricardos bester Freund."

Ich musste schmunzeln und auch meine Mama war überglücklich. Die Stimmung würde sich jedoch in den nächsten Tagen schlagartig verändern und unsere Mama-Sohn-Beziehung auf eine harte Probe stellen.

Direkt nach der Operation war mein gutes Stück natürlich taub und musste warmgehalten werden, damit das Gewebe gut durchblutet wurde und nicht abstarb. Mein Körper musste die Nervenverbindungen erst bilden und das konnte mitunter einige Monate dauern. Im günstigsten Fall könnte ich schon nach Abheilung der Operationsnarben, ungefähr fünf Wochen später, das Taubheitsgefühl verlieren und mein Penis hätte die gleiche Sensibilität wie früher meine Vagina.

Ich wurde die ersten Tage ununterbrochen überwacht. Meine Mama kümmerte sich in dieser Zeit um alles, was zu tun war. Sie sprach mit den Ärztinnen und Ärzten, holte mir etwas zu essen, kontrollierte, ob ich genug trank, wusch jeden Tag mehrmals meinen Körper und versuchte, meine Stimmung auf einem erträglichen Niveau zu halten. Das war an manchen Tagen leichter und an manchen viel schwerer als gedacht – besonders, wenn ich starke Schmerzen hatte, nicht schlafen oder nicht einmal ein

Glas Wasser halten konnte. Mein Körper war schwach und mein Arm, dem die Ärztinnen und Ärzte den Radialislappen entnommen hatten, war noch nicht voll belastbar, was mich enorm in meiner Beweglichkeit einschränkte. Zudem befand ich mich in einer psychischen Abwärtsspirale. Ich durfte nicht einmal sitzen, mich nicht bewegen und war 24 Stunden am Tag an mein Bett gefesselt. Es gab Tage, an denen ich meinen gesamten Frust an meiner Mama ausließ – nur, um kurz darauf wieder in Tränen auszubrechen und mich bei ihr zu entschuldigen. Ich verdanke ihr so viel. Nein, ich verdanke ihr alles. Ohne sie hätte ich es nicht geschafft. Unermüdlich kämpfte sie jeden Tag dafür, dass es ihrem Sohn besser ging. Sie lief morgens nach dem Frühstück zwei Kilometer von der Pension durch einen dunklen Wald, vorbei an Alleen und verlassenen Industriegebäuden – zu mir in die Klinik. Sie war bei mir, wenn ich aufwachte, und ging wieder, wenn ich am Abend einschlief. Da ich nicht wirklich Appetit hatte, brachte sie mir alles mit, wonach mir der Sinn stand: Essiggurken, Schokolade und alles, was mich aufheitern und mir ein *Zuhausegefühl* schenken konnte.

Aber auch zu Hause ging es chaotisch zu. Mein Papa, der einige Tage vor unserer Abreise in das Krankenhaus Zams gebracht worden war, litt wie ich an einem Klinikkoller. Ich bekam ein schlechtes Gewissen und wollte, dass Mama zu ihm fuhr, damit sie sich um meinen Papa kümmern konnte. Unmissverständlich machte sie mir jedoch klar, dass sie nirgends hinfahren und keinen Millimeter von meiner Seite weichen würde.

„Du bist mein Kind und nichts steht über meinem Kind. Ich bleibe bei dir und darüber diskutiere ich nicht, Ricardo."

Sie versicherte mir, dass die restliche Familie in nur wenigen Minuten bei Papa sein könnte und ich hier oben in Potsdam hunderte Kilometer von zu Hause entfernt ganz alleine wäre, wenn sie zu ihm fahren würde. Daran würde sie nicht im Traum denken. So telefonierten wir mehrmals am Tag mit Papa und wir zwei Männer versuchten unsere Stimmungsschwankungen Mama zuliebe so gering wie möglich zu halten.

So wurde die Zeit in der Klinik mit jedem Tag entspannter und wir fanden die Gelegenheit, wunderschöne Gespräche zu führen, miteinander zu schweigen und immer öfter gemeinsam zu lachen – besonders, wenn ich Papa beim Telefonieren erzählte, dass ich jetzt endlich im Stehen pinkeln konnte. Außerdem waren noch fünf weitere Männer in der Klinik, die sich einer Geschlechtsangleichung unterzogen hatten. Mit ihnen konnte ich mich unterhalten, wir tauschten unsere Erfahrung aus und teilten dieses kleine Glück der Veränderung, die Schmerzen der Operation und des Loslassens. Jeder Einzelne von uns hatte sich seinen Traum erfüllt – ein Mann zu sein. Das konnte man in unseren Augen sehen, in unserer Freude spüren und letztendlich an der Beule in unseren Krankenhaushemden erkennen.

Der achte Tag holte mich jedoch nicht nur auf den Boden der Tatsachen zurück, ich stürzte schier ins Bodenlose. Die Ärztinnen und Ärzte entfernten meinen Vakuumverband, nachdem ich fast 200 Stunden am Stück nur in meinem Bett gelegen war … und das, was ich zu sehen bekam, riss mir den Boden unter den Füßen weg. All die Fäden, die Narben, das aufgeschnittene Gewebe und mein Penis, der in diesem Moment wirklich so aussah, als hätten ihn mir die Ärztinnen und Ärzte aus meinem Arm geschnitten und an meinen Körper genäht. Diesen Anblick konnte ich schwer verdauen. Das Einzige, was mich in diesem Augenblick aufmunterte, war die Aussage des Arztes, dass ich jetzt endlich damit beginnen könnte, aufrecht zu sitzen, langsam aufzustehen und mich zu bewegen.

Und dass die Heilung – so schlimm die Wunde jetzt auch aussehen mochte – gut verliefe und in wenigen Monaten nichts mehr von den fleischigen Nähten zu sehen wäre.

Danach gleich der nächste Rückschlag – nicht einmal das Aufsetzen klappte. Ich musste mich sofort wieder hinlegen, um meinen Kreislauf zu stabilisieren. Aber mit jedem Mal ging es besser. Und als ich aufstehen konnte, mit Mama auf die Terrasse spazierte, das erste Mal wieder Wind in meinem Gesicht spürte und mich wieder selbst unter der Dusche waschen konnte, stieg auch meine Grundstimmung spürbar an.

Nach 16 Tagen dann endlich die gute Nachricht: Ich durfte, sobald ich meinen Katheter nicht mehr benötigen würde, nach Hause. Jetzt stand eines ganz oben auf meiner Prioritätenliste: trinken, trinken und trinken, was das Zeug hält. Ich musste meine Blase und meine Harnröhre trainieren, damit ich diesen Katheter loswerden konnte. Und mein Kampfgeist zeigte sich auch hier wieder: Schon am nächsten Tag konnten wir unsere Sachen packen und uns auf den Weg Richtung Heimat machen. Obwohl meine Mama so ziemlich jede halbe Stunde stehen bleiben musste, weil das Wasser, das ich fleißig getrunken hatte, logischerweise auch irgendwann wieder rausmusste, war unsere Reise nach über zehn Stunden zu Ende.

Und eine neue begann.

Meine Wunden durften heilen und auch meine Seele hatte Zeit, sich an mein neues Leben zu gewöhnen. Ich hatte einen neuen Namen, einen neuen Körper und mein Ich konnte sich Stück für Stück an die neue Situation herantasten und sicher sein, dass dies kein Traum war. Es war ungewohnt, endlich der Mensch zu sein, von dem ich 30 Jahre lang geträumt hatte. Ich war in der Realität angekommen, die ich mir für mein Leben gewünscht hatte. Mein Pfad, der so steinig begonnen hatte, offenbarte sich als Küstenstraße, die mich immer tiefer in meine Bestimmung führte. Ohne Angst, ohne Reue und mit einem immer stärker werdenden Urvertrauen, das mich antrieb, nicht stehenzubleiben. Ich hatte noch eine einzige Operation vor mir – den Einsatz der Erektionsprothese. Auch diese Operation würde in Potsdam stattfinden und auch diesmal würde Dr. Paul Jean Daverio den Eingriff durchführen. Eines würde aber anders sein: Ich wollte diese letzte OP alleine durchziehen, weil ich wusste, dass ich an dieser Herausforderung wachsen würde. Ich war mir sicher, dass ich physisch und psychisch dazu in der Lage war, diese Reise mit mir selbst anzutreten. Der Termin stand bereits fest – der 26. November 2016.

Potsdam, die Zweite

Als ich mich auf die Fahrt nach Potsdam vorbereitete, meine Zugtickets und das Zimmer, das ich eine Nacht vor der Operation beziehen wollte, buchte, wuchs in mir die Vorfreude auf meine finale Operation. 21 Monate nach meiner OP in Linz und acht Monate nach meiner ersten, großen Operation in Potsdam war meine Gefühlslage diesmal eine ganz andere. Ich verspürte keine Angst, keine Panik, dass dies nicht mein Weg sein könnte. Jetzt war ich mir zutiefst sicher, dass ich zur richtigen Zeit am richtigen Ort sein würde. Meine Euphorie wurde von der Vorstellung genährt, dass mich nach diesem Eingriff ein völlig neues Leben erwarten würde – mit einem neuen Körper und einer ganz besonderen Frau, die ich zwar schon mein ganzes Leben lang gekannt hatte, die ich jedoch in den vergangenen Monaten völlig neu kennen und lieben lernen durfte. Ich wusste nicht, was mich glücklicher machen würde – endlich mein Ziel erreicht zu haben, voll und ganz Ricardo zu sein, oder die Liebe meines Lebens getroffen zu haben. Oder beides?

In den schönsten Farben hatte ich mir mein Leben ausgemalt.

Und doch übertraf die Realität meine Träume um Welten.

Nach all den Höhen und Tiefen meines Befreiungsweges war ich endlich bereit, ich zu sein, meine Seele mit all ihren Farben zu zeigen und der Liebe in meinem Leben einen Platz anzubieten. Diese Frau war es, deren Liebe mich auf meiner Reise nach Potsdam begleitete und die jeden einzelnen Tag bei mir war – mit ihren Nachrichten, in meinen Gedanken und in meinem Herzen.

Am 25. November war es dann so weit. Ein weiteres Mal stieg ich in Silz in einen Zug, der mich wieder ein Stück Richtung Ricardo bringen sollte. Ich fuhr zuerst nach München, danach weiter nach Potsdam und bereits bei meinem ersten Zwischenstopp, bei dem der Zug eine längere Verspätung hatte, verpasste ich fast den Anschluss. Was passiert wäre, wenn ich den Zug verpasst hätte und womöglich den OP-Termin nicht wahrnehmen hätte können – an diesem negativen Szenario wollte ich gedanklich nicht festhalten. Schlussendlich lief der Umstieg gut und ich saß auf meinem Platz auf dem Weg in die Stadt, die Erinnerungen an meine erste OP freisetzte, und war schon jetzt überglücklich. Als ich in meinem Hotelzimmer in Potsdam ankam, meinen Koffer abstellte und erst einmal richtig tief Luft holte, spürte ich, wie sich meine Vorfreude Platz verschaffte. Vier Tage waren im Gegensatz zu den 16 Tagen nach meiner vorherigen OP kein Vergleich. Ich freute mich regelrecht auf den morgigen Tag, auf mein neues Körpergefühl, das sich durch diese Prothese vervollständigen würde, und die Menschen, die zu Hause auf mich warteten.

Am nächsten Morgen checkte ich in der Klinik ein, bezog mein Zimmer und wurde gleich für die zahlreichen

Voruntersuchungen abgeholt. Bei einer Erektionsprothese handelt es sich um ein Implantat, das auch bei impotenten Männern zum Einsatz kommt. Der Einbau einer solchen Pumpe, der erst einige Monate nach der großen OP stattfinden darf, wird in unserem Gesundheitssystem als *Luxus* deklariert. Deshalb ist sie im Standardprozedere nicht vorgesehen und die Kosten dieser Operation wurden damals nicht von meiner Krankenkasse bezahlt. Natürlich stand es außer Frage, dass ich diesen Eingriff vornehmen lassen wollte – auch wenn ich die rund 25.000 Euro selbst aufbringen musste. Für mich war ein funktionsfähiger Penis kein Luxusartikel, sondern ein wichtiger Teil meines künftigen Liebeslebens. Natürlich kann die Funktionsfähigkeit nicht im gleichen Ausmaß nachgebildet werden, wie sie ein natürlicher Penis eines gesunden Mannes hat. Das bedeutet, dass der Penis von Transmännern nicht wie bei biologischen Männern durch Erregung zum Stehen gebracht wird, sondern durch eine Pumpe, die sich im Hodensack befindet und durch Druck Flüssigkeit in den Penis befördert. Im Zuge dieser Operation wurden auch die Hoden konstruiert und eine künstliche Versteifung eingesetzt. Dazu haben die Ärztinnen und Ärzte meine äußeren Schamlippen verwendet, in die Silikonimplantate eingesetzt wurden.

Auch dieser Eingriff verlief ohne nennenswerte Komplikationen und nach einigen Stunden lag ich bereits wieder in meinem Zimmer. Mein Zustand war stabil, mein Körper stark und auch meine Psyche in einer absolut guten Verfassung.

Wie beim vorherigen Eingriff lagen auf meiner Station auch noch andere Männer. Alle waren aus ähnlichen Gründen hier: eine neue Penispumpe, Nachuntersuchungen oder aufgrund leichter Komplikationen.

Einer von uns: Balian Buschbaum.

Ich konnte es kaum fassen! Ein Pfleger, mit dem ich zufällig ins Gespräch gekommen war, hatte diese Information beiläufig erwähnt. Ich hatte mir diese Klinik in Potsdam ausgesucht, weil ich Balians Bücher gelesen hatte und er darin erwähnt, dass er seine Operationen auch in Potsdam durchführen hat lassen. Der Mann, der einer der inspirierendsten Menschen für mich ist und mir durch sein Buch unheimlich viel Kraft geschenkt hat, lag nur wenige Zimmer von mir entfernt. Zur selben Zeit, im selben Krankenhaus, auf ein und derselben Station. Das konnte kein Zufall sein! Ich bat den Pfleger, eine Nachricht an Balian zu überbringen und ihm auszurichten, dass er eine echte Inspiration für mich sei und ich ihm alles Gute wünsche. Kurz darauf kam er wieder, in seiner Hand: eine Nachricht für mich. Auf dem Stück Papier stand die Nummer von Balians Zimmers und der Pfleger richtete mir aus, dass ich ihn jederzeit besuchen könne und Balian sich freuen würde, mich kennenzulernen.

Nichts hielt mich mehr in meinem Bett. Ich musste diese einzigartige Chance wahrnehmen und Balian persönlich kennenlernen. Ich machte mich sofort auf zu Zimmer 404. Als ich die Tür zu seinem Zimmer öffnete, lächelte er mir bereits entgegen. Es war, als würde ich einen alten Freund besuchen. Das Gespräch zwischen uns war so unkompliziert und entspannt, wie ich es mir niemals vorstellen hätte können. Wir verstanden uns einfach, redeten über Götter und Welten und waren uns einig, dass wir uns nach diesem Aufenthalt in Potsdam unbedingt wiedersehen wollten. Wir tauschten unsere Nummern aus, wünschten einander viel Glück und ich spazierte wieder zurück auf mein Zimmer. Was für eine Begegnung!

Welch glückliche Fügung, dass das Leben uns auf diese Weise miteinander bekannt gemacht hatte. Ich war absolut beflügelt und dankbar, welchen Verlauf mein Leben in den vergangenen Jahren und Monaten genommen hatte. Welche Menschen meinen Weg gekreuzt hatten und welche ihn mit mir gemeinsam gehen wollten. Was aus meinen Träumen geworden war und wie mein Leben jetzt aussah. Wie sich meine Beziehung zu mir, meiner Familie und meinen Freundinnen und Freunden grundlegend verändert hatte und dass man sich manchmal das gute Leben einfach greifen muss. Zu diesem Zeitpunkt wusste ich jedoch nicht, was mich erwartete, als mich meine Eltern in Potsdam abholten:

Die Freude, sie nach der OP das erste Mal wieder in die Arme schließen zu dürfen.

Das gemeinsame Aufatmen, weil alles gut gegangen war.

Der Mensch, der sie nach Potsdam begleitet hatte und an diesem Tag die größte aller Überraschungen war: Miriam.

Kapitel 9

Wenn ich will, kann ich alles erreichen.

Miriam und ich – Liebe, die in kein Schema passt

Heiraten, ein Haus bauen, einen Baum pflanzen, Kinder kriegen – Schema F war nie mein Plan A gewesen. Obwohl ich schon als Kind den Wunsch gehabt habe, zu heiraten, eine eigene Familie zu gründen und mir ein Zuhause zu schaffen. Aber ich hatte auch damals bereits große Bedenken, dass sich dieser Traum in meinem Leben erfüllen würde.

Warum?

Weil ich mir diesen Traum nicht als Anja, sondern als Ricardo erfüllen wollte. Und obwohl ich als Kind intuitiv gewusst habe, dass ich einmal auch körperlich ein Mann sein würde, und das tiefe Vertrauen in mich und mein zukünftiges Leben gehabt habe, kamen mit den Jahren immer mehr Zweifel dazu. Zweifel, ob ich das alles wahrmachen sollte und meinen Träumen Taten folgen lassen könnte. Ich wurde immer unsicherer und misstrauischer und sah mich selbst als Opfer der Umstände, nicht mehr als Schöpfer meines Lebens.

In diesen Jahren begleitete mich vor allem das Gefühl der Einsamkeit. In der Schule, bei meiner Ausbildung zum Polizisten, auf dem OP-Tisch. Ich hatte immer das Gefühl gehabt, alles alleine schaffen zu müssen und dass es sowieso keine Partnerin in meinem Leben geben würde, die ehrliches Interesse an mir und meinen Träumen hätte. Nicht einmal ich selbst wollte mich mit mir auseinandersetzen.

Bis zu jenem Zeitpunkt, an dem ich mich entschieden hatte, mein wahres Ich zu zeigen. Mich zu outen, zu mir selbst zu stehen, nach Hilfe zu fragen und sie auch anzunehmen. Als ich den Entschluss gefasst hatte, meinen Traum nicht mehr zu sabotieren, sondern ihm entgegenzugehen, suchte ich nach dem Glück – in mir selbst. Ich kam zu der Überzeugung, dass ich die Liebe eines anderen Menschen nur erkennen konnte, wenn ich wusste, wie Selbstliebe aussieht. Dass ihr Abhängigkeit zum Verwechseln ähnlich sieht und dass ich nur wirkliche Erfüllung spüren kann, wenn ich mein Glück von einem einzigen Menschen abhängig mache – mir selbst. Keine zweite, *bessere* Hälfte muss mich jemals vervollständigen, weil ich damals begriff, dass ich selbst bereits vollständig war.

Ich war mir selbst der wichtigste Mensch.

So wurde ich mental zu dem Mann, der ich sein wollte und von dem ich immer schon gewusst hatte, dass er in mir existiert. Und mit jeder Operation zeigte sich das auch mehr im Außen, verabschiedete sich Anja mit ihren Träumen und übernahm Ricardo die Verantwortung für sein Leben. Die Vorstellungen, die ich schon als Kind gehabt hatte, wurden immer realer, und auch das Urvertrauen in mich und meine Bestimmung kehrte zurück. Ich entwickelte einen immer stärker werdenden Willen, mein Leben selbst in die Hand zu nehmen. Mein Lebensweg ähnelte zur Zeit meiner Geschlechtsangleichung eher einer Achterbahnfahrt oder einem wilden Ritt als einem Fluss. Mit Höhen, die mir Flügel schenkten, und Tiefen, die mich wieder den Boden unter meinen Füßen spüren ließen.

Und einem Menschen, der sich mit mir den Wagen teilte, sich anschnallte und mir Mut machte, dass es nach dieser ersten Abfahrt bestimmt ganz hoch hinaus gehen würde. Dieser Mensch war Miriam.

Voneinander gewusst haben wir schon unser halbes Leben lang. Wir kannten uns bereits als Kinder. Unsere Väter sind Freunde, unsere Familien trafen einander zu den unterschiedlichsten Anlässen und das Dorf, in dem wir lebten, war klein genug, um sich nie wirklich aus den Augen zu verlieren.

Bis sich Miriams Eltern trennten, als sie neun Jahre alt war, und sie mit ihrer Mutter das Dorf verließ. Zehn Jahre später, als ihr Vater nach Oberösterreich zurückkehrte und Miriam und ihre Mutter wieder nach Silz zogen, hatten sich unsere Leben in gegensätzliche Richtungen entwickelt. Ich wollte als Polizist Karriere machen und hatte Mühe, meine beiden Identitäten unter einen Hut zu bringen. Miriam eröffnete mit ihrer Mutter einen Friseursalon und führte zusammen mit ihrem damaligen Lebenspartner ein sehr konventionelles Leben – wie man es von ihr erwartete.

Ich kann mich noch sehr gut an den Tag erinnern, an dem ich sie in Silz wiedersah – auf der dorfbekannten Wirtschaftsmesse. Miriam, ihre Mutter und das Salon-Team präsentierten bei diesem Event die neuesten Trends und standen mit ihren Models auf der Bühne, um live und vor Publikum zu frisieren. Ich saß ganz hinten, in der letzten Reihe, und beobachtete akribisch jede Bewegung, jeden Schritt und jedes Lächeln, das sie vielleicht in meine Richtung werfen könnte. Aber wieso hätte sie das machen sollen?

Auch wenn wir im selben Dorf lebten, uns immer mal wieder beim Einkaufen begegneten und sogar beide Mitglieder im Krampusverein waren, verband uns an diesem Punkt in unserem Leben nicht wirklich etwas – keine flüchtige Bekanntschaft und schon gar keine Freundschaft.

Sie war eine Frau, ich war nach außen hin eine Frau und sie wusste nichts von meinem Doppelleben. Aber ich wusste: Ich war verliebt – in sie.

Die Jahre vergingen, mein Coming-out war bereits dorfbekannt und mein Leben hatte sich von Grund auf verändert. Doch in Miriam war ich immer noch verliebt.

Es war an einem Sommertag 2015, fast genau zehn Jahre nach diesem Tag auf der Wirtschaftsmesse, als sie ein weiteres Mal in mein Leben trat. Oder besser gesagt: ich in das ihre. In ihren Friseursalon, weil ich einen neuen Haarschnitt brauchte. Mit der Zeit entwickelte sich aus einer anfänglichen Kundenbeziehung und gemeinsamen Kindheitserinnerungen eine Freundschaft. Und obwohl meine Intuition immer wieder versuchte, mir mitzuteilen, dass sie die Frau meiner Träume war, unterdrückte ich meine Gefühle, gab ihnen einen neuen Namen und wollte Miriam ein echter Freund sein. Sie war verheiratet, Mutter einer kleinen Tochter und besaß ein Haus. Niemals würde sie das aufgeben – schon gar nicht für mich. Warum auch? Es gab keinen nachvollziehbaren Grund. Sie hatte alles, was man sich wünschen konnte.

Alles, was ich mir wünschte – mit ihr.

Doch an eine gemeinsame Zukunft war nicht zu denken. Nach einigen Monaten brach unser Kontakt wieder ab. Diesmal war aber nicht das Leben mit seinen unvorhersehbaren Wendungen verantwortlich, sondern Miriams Entschluss, dass es so, wie es lief, nicht weitergehen konnte. Sie war im Zwiespalt. Auf der einen Seite war sie Ehefrau und Mutter, auf der anderen Seite standen ich und unsere Freundschaft. Viel zu chaotisch entwickelte sich ihr Leben in jenem Moment – und zu stark könnte sich unser Kontakt auf ihre Ehe und die Zukunft mit ihrem Mann auswirken. Darum schob sie einen Riegel vor und stach mir damit mitten ins Herz.

Und doch konnte ich sie verstehen. Auch wenn sie und ihr Mann Probleme in ihrer Ehe hatten, waren es doch ihre Probleme, die sie gemeinsam lösen mussten. Ich hatte kein Recht darauf, mich als dritte Person zwischen sie zu stellen.

Miriam musste ihr Leben selbst auf die Reihe bekommen und ich das meine.

Immerhin stand ich vor meiner großen, lebensverändernden Operation in Potsdam und sollte meinen Fokus ohnehin wieder auf mich und meine Meilensteine richten. Ich war mir sicher: Wenn das Leben einen Plan für uns hatte, würde es alles in Bewegung setzen, damit wir uns eines Tages wieder über den Weg laufen.

Und so kam es auch.

Ein Jahr später, im Sommer 2016.

Ein Herz braucht Luft

Es war alles noch frisch: mein neues Leben und die Wunden von meiner geschlechtsangleichenden Operation. Letztere musste ich regelmäßig neu verbinden und kontrollieren lassen. Zuerst hatte das mein Hausarzt im Dorf erledigt, doch aufgrund der großflächigen Wunden entschied ich mich dann doch, von der kleinen Ordination in ein Krankenhaus zu wechseln und die Wundversorgung und -pflege in der Innsbrucker Klinik durchführen zu lassen. Vor Ort wurde ich gleich in die Ambulanz geschickt und war erleichtert, dass ich die diplomierte Gesundheits- und Krankenpflegerin, die sich meiner Wunden annahm, kannte – Jeanette. Sie wohnt im selben Dorf wie ich und wir hatten uns schon vor meiner OP immer mal wieder beim Klettern, im Schwimmbad und auf dem ein oder anderen Fest getroffen.

Und wie es in einem Dorf eben so ist: Sie kannte auch Miriam. Genau genommen sind sie bis heute sogar gute Freundinnen.

Das wusste ich – und eines Tages nahm ich meinen Mut zusammen und fragte Jeanette, wie es Miriam ging. Sie konnte zu diesem Zeitpunkt wohl bereits den Schluss daraus ziehen, dass ich Gefühle für Miriam hatte, und wusste auch von ihr, dass da mehr zu sein schien, als wir beide uns gegenseitig eingestanden hatten. Jeanette erzählte mir, dass sich Miriam mittlerweile getrennt hatte, ihr Ex-Mann aus dem gemeinsamen Haus ausgezogen war und es ihr gut damit ginge, dass sie diese Entscheidung für sich und Elea getroffen hatte. Was ich damals noch nicht wusste: Auch Miriam erkundigte sich bei Jeanette nach mir. Ihre Fragen wurden wie meine immer persönlicher und so half uns Jeanette als Freundin, indem sie unsere Nachrichten weiterleitete und unsere Herzen mit dem Pflaster der Hoffnung versorgte. Die Hoffnung, dass wir uns schon bald ein Herz fassen würden, um uns persönlich all das zu sagen, was uns auf der Seele lag.

Da kamen das Leben und sein Plan ins Spiel: Wir liefen uns immer wieder zufällig irgendwo im Dorf über den Weg. Zu den untypischsten Zeiten, an den kuriosesten Orten. Wie zum Beispiel mitten unter der Woche am helllichten Tag bei einer alten Mühle am Waldrand, einem abgelegenen Idyll im Dorf. Hauptsache, unsere Wege kreuzten sich, damit uns kein Grund dafür blieb, einander zu vergessen. Die Gefühle, die ich damals ganz weit zurückgestellt hatte, kamen wieder ans Licht.

Nur diesmal hörte ich ihnen zu und gab ihnen meine Stimme. Ich wollte Miriam endlich die Wahrheit sagen – über mich und meine Liebe zu ihr. Ich wollte ihr so vieles erklären, ihr sagen, was tief in meinem Innersten vor sich ging, und meinem Herzen endlich Luft machen.

Das tat ich dann auch.

Ein Schritt, den ich nie bereut habe.

Auch Miriam hatte in den vergangenen Monaten Gefühle für mich entwickelt – und versucht, diese vor mir und sich selbst zu verstecken. Bis zu dem Augenblick, an dem wir erkannten, dass es nicht nötig war, unsere Liebe geheim zu halten. Ganz im Gegenteil. Wir waren verliebt, wollten die Welt daran teilhaben lassen und allen zeigen, dass wir zusammengehören.

Sie stand zu mir, meiner neuen Identität und meiner Vergangenheit.

Und ich stand zu ihr, ihrem Leben und ihrer Tochter.

Wir respektierten uns, ließen uns so sein, wie wir waren – und liebten uns für all das. Nur so konnten wir ein neues Leben aufbauen und eine gemeinsame Zukunft kreieren. Zu dritt – weil auch Elea, Miriams Tochter, mit unseren Plänen einverstanden sein musste. Das war nicht nur ihrer Mutter, sondern auch mir eine Herzensangelegenheit. Wenn wir eine Familie werden wollten, musste jede und jeder Einzelne ihren oder seinen Platz finden und mit diesen Entscheidungen glücklich sein können. So kam der Tag, an dem Elea uns während einer Autofahrt mit ihren ganz eigenen Worten ihren Segen gab.

„Ich habe immer schon gespürt, dass ihr euch lieb habt. Aber jetzt spürt ihr das auch und das finde ich schön."

Meine Träume hatten sich erfüllt. Und Schema F? Konnte es doch noch zu meinem Plan A werden? Möglich. Aber zuvor stand unsere Liebe vor ihrer wohl größten Geduldsprobe – der Zeit nach meiner großen Aufbau-OP.

Als Miriam meine Eltern nach Potsdam begleitete, wusste ich, dass es ihr ein ernsthaftes und aufrichtiges Anliegen war, bei mir zu sein. Aber nicht nur, als sie mich aus der Klinik abholte, was eine mehr als gelungene Überraschung war, und während der 16-stündigen Autofahrt, sondern auch während meines schmerzhaften Heilungswegs und den Tiefen, die ebenso ihre Daseinsberechtigung in unserer Beziehung hatten wie die Höhen. Ich musste keine Zweifel mehr daran haben, dass sie bei mir sein wollte.

Die erste Zeit nach der OP war als Paar aufregend und neu. Ich war verliebt, lernte ein völlig neues Körpergefühl kennen und war das erste Mal mit einer Frau wirklich intim.

Mein erstes Mal.

Mit 29 Jahren.

Wobei intim zu sein für mich nicht per se bedeutet, Sex zu haben. Nicht nur, weil es mir früher nicht möglich gewesen war, körperliche Liebe zu erfahren – ich hatte auch nie aufrichtige, wahrhaftige Intimität erlebt.

Aber dann kam Miriam. Durch sie lernte ich die Bedeutung dieses Wortes kennen und mit ihr bekam Intimität einen noch essenzielleren Stellenwert in meinem Leben. Vielen Momenten wollte ich diese Bezeichnung schenken: Es war intim, wenn wir gemeinsam weinen und schweigen konnten. Intime Momente waren Gespräche, die bis tief in die Nacht dauerten und noch tiefer in die Seele reichten. Über die Vergangenheit, die uns geprägt hatte, und unsere Zukunft, über die wir gemeinsam philosophierten. Orte, Gerüche und Augenblicke, die mich an meine Kindheit erinnerten und die ich mit ihr auf neue Art und Weise erlebte. Miriam ließ mich Intimität spüren – auch wenn wir uns nicht körperlich nahe waren. Es war Energie und Liebe, die ich mit ihr austauschen durfte.

Und doch erlebte ich genau durch diese echte Intimität, wie schön auch körperliche Liebe sein kann. Sie war die erste Frau, die mich berühren durfte, bei der sich Nacktheit für mich natürlich anfühlte und mich nicht mehr länger verunsicherte. Bei ihr konnte ich weinen, schwach sein und durfte endlich Mann sein, ambitioniert meine Ziele verfolgen und konsequent meinen Weg gehen. Miriam konnte sich bei mir anlehnen, endlich loslassen und ihrer eigenen Weiblichkeit begegnen. Sie konnte zulassen und ich durfte geben. Ich spürte eine innere Balance, eine wohltuende Ausgeglichenheit. Ich wurde nicht mehr bekämpft und ich musste auch nicht mehr kämpfen – weder für oder gegen mich noch gegen andere Menschen. So sein zu dürfen, wie ich war, war mein größtes Glück. Und das teilte ich mit ihr. Es war ein geborgenes und liebevolles Feld, in dem wir uns gegenseitig entdecken konnten. Im Bett, aber auch in unserem Alltag.

Und dieser Alltag beinhaltete so viel. Tiefen, ungemütliche Situationen, die mich aus meiner Komfortzone lockten ... und Antworten auf Fragen, die nicht ehrlicher hätten sein können. Ich musste mich auch mit diesen fordernden Aspekten unserer Beziehung auseinandersetzen, wenn ich unsere Partnerschaft als Ganzes erleben und wachsen sehen wollte.

Die Nachwehen meiner letzten Operation reichten von schmerzenden, offenen Wunden über eine neu erlebte Identität im Körper eines Mannes bis hin zu einem gefährlichen Keim, der sich in meiner Leistengegend breitgemacht hatte. Er hatte bereits einen Hoden befallen und es bestand der dringende Verdacht, dass er nicht nur meinen anderen Hoden befallen könnte, sondern auch die Penispumpe, die bei meiner letzten Operation eingesetzt worden war. Nach Rücksprache mit dem Arzt, der die OP in Potsdam geleitet hatte, hieß es dann sofort, dass eine Notoperation nötig sei, um diese Organe zu retten.

Ein kräftezehrender Rückschlag, der nicht nur körperlich schmerzte.

Nachdem ich nach dem Eingriff wieder entlassen worden war, musste die Wundversorgung zu Hause durchgeführt werden – von Miriam. Wir waren zu dieser Zeit erst einige Monate ein Paar – und schon lag ich mit gespreizten Beinen vor ihr, um mir von ihr mein bestes Stück desinfizieren und verbinden zu lassen. Sie und ich waren also gezwungen, unsere Intimität mit neuen Augen zu sehen. Und so heilten nicht nur die Wunden meiner Operationen, sondern wir beide gleich mit. Wir hatten keine Geheimnisse voreinander, konnten über alles sprechen und lernten ein Vertrauen kennen, das über körperliches Bewusstsein hinausreicht.

Und dann konnten wir endlich – nach über einem halben Jahr – auch unsere körperliche Liebe genießen. Es war mehr als Sex. Ein unbeschreibliches Erlebnis, das ich mit dieser Frau, der Liebe meines Lebens, erfahren durfte. Da Sexualität in der ersten Zeit unserer Beziehung nicht möglich gewesen war, bekamen wir die Chance, uns auf eine Art kennenzulernen, die für Miriam und mich völlig neu war und unsere Verbindung auf seelischer Ebene stärkte. Wir wählten sozusagen eine eher untypische Vorgehensweise, nahmen den Akt und die reine Körperlichkeit aus unserer Beziehung und lernten einander seelisch kennen und lieben, bevor wir uns auch körperlich vereinten. Dieser Weg, den wir uns womöglich nicht ausgesucht hätten, wäre ich körperlich in der Lage gewesen, mit Miriam zu schlafen, war für uns von unschätzbarem Wert. Unsere sechsmonatige Abstinenz war im Nachhinein gesehen das Beste, was uns passieren hatte können. Die Zeit, die wir in diesen Monaten erlebten, bildete das starke Fundament unserer Beziehung, mit dem uns so schnell nichts aus der Bahn werfen konnte. Immerhin bestand die Möglichkeit, in diesem Dorf, in dem wir wohnten, als Paar extrem anzuecken und damit vielleicht sogar eine Welle der Empörung auszulösen. Wir konnten die Reaktionen nicht einschätzen, aber wir waren uns sicher, dass wir unsere gemeinsame Zukunft an diesem Ort verwirklichen wollten – komme, was wolle. Hier, wo auch unsere Vergangenheit zu Hause war, wir beide aufgewachsen waren und fast unser gesamtes Leben verbracht hatten. Und auch heute noch nach wie vor dort leben. Unsere Arbeits- und Lebensmittelpunkte sind hier. Miriams Haus, der Friseursalon, unsere Familien und unsere Freundinnen und Freunde. Alles spielt sich in ein und demselben 2500-Seelen-Dorf im Tiroler Oberland ab.

Aber die erwartete Welle blieb aus. Es schien, als hätten die anderen Bewohnerinnen und Bewohner unseres Dorfer beschlossen, uns mit ihrer Sicht der Dinge nicht unnötig zu konfrontieren. Und das war genau das, was wir gehofft hatten. Die Meinung anderer interessierte uns nicht wirklich. Wenn es um unsere Beziehung ging, hatten wir nicht das Bedürfnis, uns von außenstehenden Personen einen Rat oder eine persönliche Meinung einzuholen. Wir waren uns sicher, was wir wollten. Eine Diskussion war nicht nötig. Auch nicht, als Miriam mich vorsichtig fragte, ob ich mir sicher war, dass ich genau jetzt eine feste Beziehung wollte. Das war keine gefühllose Einladung zu einer offenen Beziehung – sie wollte mir damit sagen, dass sie es verstanden hätte, wenn ich mich ausprobieren hätte wollen. Nach über 29 Jahren, in denen ich immer ein *echter* Mann hatte sein wollen, hatte ich nie die Gelegenheit gehabt, gesunde Sexualität zu erfahren. Und in dem Moment, als ich nach mittlerweile vier Operationen einen Penis und die Körpermerkmale eines Mannes hatte, wollte ich mich voll und ganz dieser einen Frau verschreiben. Sie wollte mich damit nicht einengen, doch für mich war sie die einzige Frau, mit der ich mein Leben verbringen wollte. Ich hatte nicht das Bedürfnis, mit anderen Frauen ins Bett zu steigen und die nächsten Jahre als Single zu verbringen.

Was ich wollte, war sie.

Immer – jeden Tag – bis ans Ende unseres Lebens.

Und dieses Leben wollte gerade erst so richtig beginnen. Denn mit meinem Heiratsantrag und ihrem „Ja, ich will!“ auf der Spitze des Faltegartenköpfels machten wir uns auf in Richtung Gipfel unserer Liebe. Hier oben war ich angekommen – bei uns, bei mir und diesem Schema F, das sich schlussendlich als absoluter Plan A offenbarte.

Ein klischeefreies Fest voller Liebe

Unsere Liebe wollten wir mit unserer Hochzeit krönen, die genauso pur und echt werden sollte, wie wir es waren. Keine kirchliche Zeremonie, nicht in unserem Dorf und nicht im Geheimen. Wir wollten diesen Tag der Liebe authentisch zelebrieren – genau so, wie wir ihn uns vorstellten. Unsere Spiritualität sollte zusammen mit unserer Liebe den Raum einnehmen, den wir sorgfältig ausgesucht hatten.

Die Kapelle am Feuerstein.

Ein magischer Ort in Längenfeld, an dem die Kraft der Natur so spürbar war wie unsere Liebe. Hier umarmten uns die Ötztaler Berge, spendete uns der Wald ringsum seinen beruhigenden Duft, erdeten uns die Kristalle, die Blumen und Räucherwerke, mit denen wir diesen Platz geschmückt hatten. Die Menschen, die wir lieben, erlebten mit uns eine einzigartige Zeremonie – begleitet von unserer Hochzeitsrednerin, einer Schamanin. Es war keine klassische Hochzeit und das sollte sie auch nicht sein. Es war unser Tag, an dem wir uns zu hundert Prozent wohlfühlen wollten. In unserer Haut, mit der Zeremonie und in Gegenwart unserer Familien, Freundinnen und Freunde. Nicht jede und jeder wusste, was auf sie oder ihn zukommen würde, aber alle waren sich sicher, dass es so werden würde, wie es auch unser Leben war – bunt, untypisch und anders.

Durch unsere Beziehung hatten wir nicht nur zu uns selbst und unserer Liebe gefunden – wir fanden auch unsere gemeinsame Spiritualität, die wir nun endlich ausleben durften.

Mein erstes Treffen mit Charly, meinem Guru, war zum Zeitpunkt unserer Hochzeit schon einige Jahre her und ich hatte ihn in all den Jahren immer wieder in Südtirol besucht. Aber auch Miriam hatte unabhängig davon eine spirituelle Begleiterin gefunden. Marie, die ihr über den Trennungsschmerz in der Zeit nach der Scheidung mit ihrem ersten Mann hinweggeholfen hatte. Damals, zu Beginn unserer Beziehung, hatten wir uns noch nicht von unseren seelischen Lehrmeisterinnen und Lehrmeistern erzählt. Wir hatten wohl gedacht, dass das etwas sein musste, das abschreckend wirken könnte. Zu festgefahren waren die Prägungen, die besonders Miriam durch ihre Ex-Partner und oftmals durch ihr früheres Umfeld erfahren musste.

Dieser Teil von uns war einer von wenigen, die wir nicht gleich in den ersten Wochen frisch, frank und frei präsentieren wollten. Als ich jedoch eines Abends von einem Meeting mit Charly nach Hause kam, wusste ich, dass meine Frau alles verstehen würde. Schließlich hatte er mir nahegelegt, ihr ein kleines Paket, ein Souvenir von ihm mitzubringen. Darin enthalten waren Kristalle, Bücher, Räucherwerke und eine von mir gewählte Kerze. Dinge, die sie in ihrer Spiritualität unterstützen konnten, und von denen sie, zu meinem Erstaunen, auch ganz genau wusste, was damit anzufangen war. Zu Hause überreichte ich ihr das Geschenk und wartete ihre Reaktion ab. Sie war sprachlos, berührt und wusste sofort, dass ich es sein musste, der ihr die Kerze ausgesucht hatte. Sie spürte es. Eine Seite von ihr, die ich bis zu diesem Zeitpunkt noch nicht gekannt hatte. Sie hatte ihre Sensibilität bisher – wie ich – nur mit sich selbst und der Natur ausgelebt. Diese Nische unseres Lebens hatten wir vorher nicht miteinander geteilt. Bis wir bemerkten, dass dieser bedeutende Teil unserer Identität und diese Art zu leben unsere Beziehung enorm bereicherte und wichtig war, damit wir unseren gemeinsamen Weg so authentisch wie möglich gestalten konnten. So teilten wir die Faszination für Kristalle, Klangschalen, Kinesiologie, Reiki und systemische Aufstellungen miteinander und wollten uns nicht mehr verstecken – weder voreinander noch vor uns selbst. Und auch diese Erfahrung tat uns und unserer Beziehung gut, führte uns noch enger zueinander und näher zu unserer Wahrheit.

Aus diesem Grund stand es für uns niemals zur Debatte, wie wir unser *Ja* zelebrieren wollten. Es war klar und wir freuten uns, diesen Tag gemeinsam mit Maya Maria, unserer Schamanin, gestalten zu dürfen. Bereits beim Vorgespräch ahnten wir, dass wir mit ihr die perfekte Begleitung für unseren spirituellen Weg gefunden hatten. Unseren Begrüßungsworten „Wir sind kein alltägliches Paar!" entgegnete sie nur: „Und auch ich liebe meine wahre Natur!" Wir erzählten ihr von unseren Wünschen, unseren Familien und unserer Vergangenheit, um uns auf den schönsten Tag und diesen großen Schritt in unsere gemeinsame Zukunft vorzubereiten. Wir wollten eine Trauung mit Achtsamkeit – für den Moment, diese Zeremonie und unser Leben. Wir standen zu uns selbst und wollten dieses Glück bei unserer Hochzeit feiern. Die Art und Weise, wie ich um Miriams Hand angehalten hatte, spielte dabei ebenso eine Rolle wie unsere generelle Auffassung von Spiritualität.

Am 15. August 2018 hatten wir uns gemeinsam dazu aufgemacht, den Sonnenaufgang am Faltegartenköpfl zu erleben. Ich hatte im Vorfeld das Gipfelbuch durch ein

Buch mit unseren gemeinsamen Erinnerungen ersetzt und darin einen Verlobungsring hinterlegt. Dieser Augenblick sollte eine Leidenschaft und Wertigkeit spüren lassen, die ich mir in gleichem Maße für unsere Hochzeit wünschte. Und auch Miriam wollte, dass jedes Ritual, jeder Stein, jedes Lied und jede Minute dieser Hochzeit eine tiefe Bedeutung für uns hatte. Anstelle einer Hochzeitskerze schenkten wir einer Amethystendruse das Feuer unserer Liebe. Wir begrüßten jeden Gast mit einem auserlesenen Räucherwerk und übergaben ihr oder ihm zu Beginn der Zeremonie einen Bergkristall, den sie oder er mit seinen Wünschen an uns beladen durfte. Wir wollten keine Geschenke und erhielten doch die schönste Aufmerksamkeit durch die Anwesenheit unserer Familien und unserer Freundinnen und Freunde, die mit uns diesen Tag feierten und uns alle Liebe dieser Welt wünschten – mit kitschigen Zitaten auf unzähligen Regenbogenfahnen. Auch die Anzahl der Trauzeugen war von uns anders gewählt. Gleich fünf Menschen sollten mit uns unsere Liebe bezeugen, da sie nicht nur bei unserer Hochzeit von großer Bedeutung waren, sondern zu den wichtigsten in unserem Leben zählen. Auch Jeanette war dabei – damals schon, als wir uns kennenlernten, und jetzt wieder, als wir uns das Jawort gaben. Unsere engsten Freundinnen und Freunde verwahrten nicht nur unsere Ringe, sie begleiteten uns durch den gesamten Tag. Ihnen hatten wir so vieles zu verdanken, nicht nur am Tag unserer Hochzeit. Sie bestärkten uns in unserer Liebe, nahmen uns so an, wie wir waren, und standen immer hinter uns. Auch das hatte uns in all den Jahren mehr als nur unseren Rücken gestärkt. Zusammen mit 85 Gästen wurden wir an diesem Tag zu einer großen Familie.

Die Erinnerung an unseren Tag am Feuerstein macht mir jedes Mal bewusst, dass ich Miriam jederzeit wieder heiraten würde. Wegen allem, was wir zusammen schon erlebt haben und was diese Liebe in mir verändert hat.

Eins plus eins ist drei

Besonders die Liebe, die wir in unserer kleinen Familie tagtäglich erleben, macht mich unglaublich dankbar. Ich brauche kein leibliches Kind, um diese Art von Liebe zu erhalten, die ich als Stiefpapa von Elea bekomme. Eigene Kinder waren ohnehin nie wirklich Gesprächsstoff. Für Miriam war klar, dass dieses Kind alles war, was sie sich jemals wünschen würde und sie als Mama erfüllte. Und da ich keine Kinder zeugen kann und abgesehen davon auch kein Bedürfnis habe, ein Kind in die Welt zu setzen, war auch das Thema Fortpflanzung für uns ganz undramatisch erledigt. Unsere Werte und Vorstellungen deckten sich in jeder Lebenslage. Und das wiederum machte es mir leicht, mich immer so zu zeigen, wie ich wirklich bin.

Auch mit meinem Faible für Glitzer, den ich mittlerweile entwickelt hatte. Zusammen mit Miriam und Elea bekam sogar mein Alltag mehr davon ab als an allen Festtagen in den vergangenen Jahren zusammen. Das war auch Eleas Ding – Glitzer. Und ich verstand sie. Wenn es glitzern musste, dann musste es einfach glitzern. Sie hatte viel Freude an Glitzer und machte mein Leben schon allein durch ihre Anwesenheit bunter und herzlicher, als ich es mir je erträumt hatte. Sie nennt mich nicht Papa – auch wenn es ihr ab und zu rausrutscht, da wir wirklich ein wunderschönes Vertrauensverhältnis zueinander haben –, sondern Rico. Sie vertraute sich mir an, wenn sie Bammel hatte, ins Bett zu gehen, weil so viele Kobolde unter ihrem Bett wohnten – oder wenn sie sich wieder einen neuen Schminkkoffer wünschte und nicht wusste, wie sie Mama darum bitten sollte. Darum übernahm ich so manches Vorgespräch – sei es über gewünschten Nagellack, die ersten Reitstiefel oder ein bauchfreies Top. Elea wusste immer, dass sie mit mir und mit uns über alles reden kann. So wie wir mit ihr über alles sprechen, was Wichtigkeit und Wertigkeit in ihrem Leben haben könnte. Wie die Tatsache, dass ich früher ein Mann in einem Frauenkörper gewesen bin. Dieses Gespräch hatten wir sehr früh mit ihr geführt – noch bevor die Medien meine Geschichte in Zeitungen und Magazinen abdruckten und online auf Webseiten präsentierten. Wir wollten, dass sie auf alles vorbereitet war. Elea war sieben, als wir ihr kindgerecht erklärten, wer Anja gewesen ist und wie es funktioniert hat, dass ich ein Mann geworden bin. Dass man, wenn man es sich ganz fest wünscht und zur Ärztin oder zum Arzt geht, ein Junge werden kann und das so normal ist wie die Beziehung ihres Onkels, der einen Lebenspartner hat – keine Lebenspartnerin. Das alles war für Miriam nie ein Thema und so erlebte es auch Elea. Es war einfach ein Teil meines Weges und nahm nicht meine gesamte Identität ein.

Und es war wichtig gewesen, um zu dem Menschen zu werden, der ich heute bin. Auch wenn ich wirklich ein komplett anderer Mensch bin, als ich es noch vor zehn Jahren war. Im wahrsten Sinne des Wortes. Ich lebe in der Gegenwart, nicht in der Vergangenheit, und ich bin nicht mehr Anja, sondern Ricardo. Das darf jede und jeder wissen – natürlich auch Elea. Denn als Kind einer Mutter, die mit einem Transmann zusammen ist, kommt Elea auch überdurchschnittlich oft mit Menschen in Kontakt, die einen ähnlichen Lebensweg wie ich haben – und so mit Situationen in Berührung, die für andere Kinder bestimmt *unnormaler* sind.

Wie zum Beispiel mein Vortrag zum Thema *Vielfältigkeit erleben* mit Balian Buschbaum, an dem auch Elea teilgenommen hat. Wir wollten aber nicht, dass sie auf Fotos abgelichtet oder von Journalistinnen und Journalisten interviewt wird. Sie ist noch ein Kind und darf Kind bleiben. Auch mit einem neuen Mann in der Familie, der jetzt Mamas Ehemann ist und früher Anja geheißen hat. Das wird sie in ihrer Entwicklung stärken, ihren Horizont erweitern und ihr Bewusstsein für Menschen, die *anders* sind, neu ausrichten. Darüber waren wir uns einig. Nichts würde sie mehr ermutigen, ihre Individualität zu leben und den Leitsatz, den ihr Miriam immer wieder sagte, vollkommen zu verinnerlichen:

„Sei, wie du bist."

Rico, bist du das? Eine Retrospektive

Es ist 6:00 Uhr. Mein Wecker läutet. Ein schriller Klang in der Stille der Morgendämmerung. Ich öffne zaghaft meine Augen und taste in Richtung Nachttisch, wo das kleine Ding um meine Aufmerksamkeit piepst. Ich bin noch nicht richtig wach, ziehe mir die noch warme Decke bis ans Kinn und wehre mich gegen den Drang, mich noch einmal umzudrehen. Ich reibe mir die Augen, setze mich auf die Kante meines Bettes. Meine nackten Füße berühren den kühlen Holzboden und tragen mich noch schlaftrunken ins Badezimmer. Ich folge meiner Routine, öffne die Tür und lege meine Finger auf den Lichtschalter. Ich reiße meine Augen auf, sehe den Körper eines nackten Mannes. Akribisch wandert mein Blick hinab zu den langen Narben, die meinen Oberkörper zieren und wie Wellen schwingen, wenn ich atme. Ich gehe mir entgegen, greife an den Rand des Waschbeckens, hebe meinen Körper mit meinen Händen näher an mein Spiegelbild und scanne jeden Millimeter, jede Pore meiner Haut. Meine Finger bewegen sich auf das Gesicht dieses Mannes zu, der mir im Spiegel entgegenblickt. Langsam streife ich an den schwarzen Bartstoppeln entlang. Wie kleine Stiche nehme ich sie mit meinen Fingerkuppen wahr. Eine raue und zugleich zarte Berührung. Alles an mir erzählt meine Geschichte. Jedes Angstfältchen, die Narbe an meiner Schläfe, der Ausdruck in meinen Augen. Ich verliere mich in ihnen, in meinen Gedanken und meiner Vergangenheit. Schließe die Augen, drifte ab in die schmerzvollen Momente meines früheren Lebens. Ich kann sie sehen, riechen, spüren und hören. Konstrukte meines Unterbewusstseins, die vor meinem inneren Auge aufflackern. „Anja", flüstern Stimmen in mein Ohr. Ich schüttle den Kopf, möchte sie loswerden. Wie Schlangen winden sie sich durch meine Gehörgänge, um mein Innerstes zu erreichen. Ich spüre, wie sich mein Brustkorb hebt, ich tief einatme und er sich wieder senkt. Ich atme all die angestaute Luft durch meinen Mund wieder aus – und mit ihr die Angst und Hilflosigkeit von damals. Mit gesenktem Blick drehe ich das Wasser auf und lasse es in meine Handflächen fließen. Ich lege mein Gesicht in die schützende, mit Wasser gefüllte Schale, die meine Hände formen, und komme immer mehr zu mir. Wieder atme ich tief ein und richte mich auf, bevor ich meine Augen wieder öffne und mein Gesicht wahrnehme. Nur diesmal bin ich wacher und die Stimmen in meinem Ohr werden leiser. Ich entziehe ihnen meine Aufmerksamkeit, blicke immer tiefer in den Spiegel meiner Seele.

„Rico?"

Miriams liebevolle Stimme bahnt sich den Weg durch meine Gedanken, holt mich zurück in das Hier und Jetzt. Ich sehe mich klar, klarer als je zuvor. In meinem linken Augenwinkel taucht sie auf. Ich fühle, wie ihre Hände langsam über meinen Rücken streichen, sanft meinen Oberkörper umschließen, um sich vor meiner Brust zu verbinden. Spüre ihren warmen Körper, wie er sich zärtlich an mich schmiegt und meinen Atem aufnimmt. Ihr Herz und meines, zwei, die sich den gleichen Rhythmus teilen. Mein Augenmerk richtet sich auf den Ring an ihrem Finger. Jenen, den ich ihr vor einiger Zeit geschenkt habe … so wie meine Liebe. Unsere Hochzeit, unser gemeinsames Leben, unsere Liebe – es ist kein Traum mehr. Niemals zuvor habe ich mich so lebendig gefühlt wie in diesem Augenblick vor dem Spiegel in unserem Badezimmer. Noch einmal suche ich Blickkontakt mit mir selbst, merke, wie ich mich immer mehr entspanne und sich meine Mundwinkel nach oben ziehen. Ich schmunzle, da ich weiß, dass das Leben noch so viel für mich bereithält. Und dass das erst der Anfang von alldem ist – der Beginn vom Rest meines Lebens.

Kapitel 10

Ich bin frei, das Leben hier und jetzt zu genießen.

Ich bekenne Farbe – Die Nuancen meines Lebens

Zusammen mit Miriam hat für mich damals ein neuer Weg begonnen. Ein Weg, der von Mut, Authentizität und Menschen, die diesen Weg bunter machen, gezeichnet ist. Menschen, durch die er sich wahrhaftig anfühlt. Diesen Menschen verdanke ich alles – denn sie haben in einer Zeit an mich geglaubt, in der ich mich erst aufmachte, mich selbst zu suchen. Sie haben mich daran erinnert, wer ich sein kann, wenn ich keine Angst mehr habe, mich so zu zeigen, wie ich bin. Ich weiß jetzt, welchen Unterschied es macht: zu leben oder einfach nur zu existieren. Und was passiert, wenn ich meiner wahren Bestimmung folge und ein neues Bewusstsein für mich und das Thema *Transidentität* schaffe. Durch all diese Menschen wurde mir bewusst, dass wir miteinander verbunden sind und wir uns in den unterschiedlichsten Situationen, und seien es noch so alltägliche, finden können, wenn wir nur daran glauben. Manche Menschen denken, dass solche wegweisenden Momente reiner Zufall sind. Ich weiß aber, dass das Leben uns nicht einfach so zufällt. Wenn sich der Weg vor uns eröffnet und wir mutig genug sind, ihn zu gehen, passieren keine Zufälle, sondern Wunder.

Vielfalt erleben. Mein Vortrag mit Balian

Anders zu sein, war mir nie wirklich fremd. Im Laufe meines Lebens erkannte ich jedoch, dass anders zu sein nur eine Form der Individualität ist und aus der Reihe zu fallen eine große Chance mit sich bringt. Nicht nur in Bezug auf mein Privatleben und meinen Beruf, sondern auch in Zusammenhang mit meiner Geschichte als Transgender. Transidentität in einem Dorf zu thematisieren und einen Vortrag zu organisieren, der in einem Jugendheim stattfindet, das der römisch-katholischen Kirche gehört, war eine ganz neue Art, mit dem Thema umzugehen. Eine neue und auch eine mutige.

Es braucht schon eine gehörige Portion Courage, um in seinem Heimatort oder überhaupt vor fremden Menschen über die intimsten Details des eigenen Lebens zu sprechen. Identität, Sexualität, Körper, Operationen. Ohne Tabus und Berührungsängste. Mit einem offenen Ohr und einem weit geöffneten Herzen. Aber ich wollte das: mit Menschen reden, ihnen mein offenes Herz anbieten, um vielleicht ihre zu erreichen – für Vielfalt und Toleranz. Mein Entschluss stand also schnell fest: Ich wollte einen Vortrag organisieren, allen von mir erzählen, sie einladen, um mich selbst wieder eingeladen zu fühlen. In meiner Heimat.

Warum ich genau *mein* Dorf dafür ausgesucht hatte?

Das Leben, das ich mir immer gewünscht habe, habe ich in genau diesem Dorf gefunden. Dort, wo ich als Anja aufgewachsen bin und wo ich als Ricardo meinen Lebenstraum verwirkliche. Hier hat alles begonnen und hier wollte auch ich damit beginnen, etwas zu bewirken. Für mich und für die Sache, um für andere einzustehen.

Der einfachere Weg wäre natürlich gewesen, die Veranstaltung in einer Stadt weit weg von meinem Zuhause durchzuführen. Und noch viel einfacher wäre es gewesen, meinem Heimatdorf nach meinem Coming-out den Rücken zu kehren. Der Haken daran war aber: Ich wollte meine Heimat nicht verlassen. Ich war und bin hier zu

Hause. Weglaufen war nicht der richtige Weg. Ich war mir sicher, meine Ziele – Toleranz, Respekt, Akzeptanz – schneller erreichen zu können, wenn ich ohne Umwege zu mir und meinen Entscheidungen stehe. Irgendwann musste ich mich sowieso damit auseinandersetzen und zu mir stehen, um glücklich zu werden. Endlich frei, angekommen. Warum hätte ich also warten und es nicht gleich versuchen sollen? Was hatte ich zu verlieren?

So wurde meine Vision vom Sommer 2018 rund acht Monate später – im Februar 2019 – zu meiner Mission. Gemeinsam mit Balian, mit dem ich seit unserem Kennenlernen in Potsdam regelmäßig in Kontakt stand und mittlerweile eine wertvolle Freundschaft teilte, stellten wir ein Wochenende auf die Beine, das ganz im Zeichen von Transidentität und Vielfalt stehen sollte. Für den ersten Tag war geplant, dass Balian und ich unsere Geschichten erzählen – welche Parallelen es gibt und welche Unterschiede. Es ging uns aber auch um einen allgemeinen Blick auf dieses Thema, um möglichst viele zu erreichen und zu sensibilisieren. Wir erarbeiteten viele Eckpunkte und Antworten zu *unserem* Thema: Wie Menschen sich über Jahre mit ihrer angeborenen Identität arrangieren – bis sie schlussendlich die Kraft aufbringen können, den großen Schritt einer Angleichungs-OP zu gehen, um ihr wahres Ich zum Ausdruck zu bringen. Was Eltern tun können, um ihren Kindern in einer Identitätskrise entgegenzugehen, sie zu unterstützen und gemeinsam mit ihnen ihre wahre Seele zu entfalten. Welche Ärztinnen und Ärzte für uns persönlich die geeignetsten in diesem Bereich waren und was es finanziell bedeutet, als Transgender zu leben. Der zweite Tag der Veranstaltung war reserviert für eine Lesung aus Balians Bestseller „Blaue Augen bleiben blau“ – ein Buch, das auch mich auf meinem Weg begleitet und bestärkt hat.

Wir hatten uns viel vorgenommen: Wir wollten die Besucherinnen und Besucher in erster Linie über Transsexualismus und Transidentität aufklären, ihnen mit unserem Vortrag darüber hinaus aber auch den Raum bieten, ein neues Bewusstsein zu schaffen. Dinge aus einem anderen Blickwinkel zu sehen, überholte Glaubensmuster kritisch zu hinterfragen oder inspiriert zu werden, neue entstehen zu lassen. In Gesprächen wollten wir uns austauschen, ungewohnte Einblicke in unser Leben geben und ein völlig neues Verständnis dieser Thematik entstehen lassen. Es war uns wichtig, dass Menschen, die unseren Vortrag besuchten, Transidentität als einen Teil des großen Ganzen kennenlernten – nicht als Einzeldisziplin.

Sie gehört wie alle anderen Lebensformen zu einer umfassenden Vielfalt, die immer dann erlebbar wird, wenn Menschen es wagen, sie selbst zu sein. Wenn sie unterstützt werden, sich zur besten Version ihrer selbst zu entfalten. Wir wollten ein Bewusstsein dafür schaffen, wie sehr unsere Gemeinschaft davon profitieren kann, wenn jeder einzelne Mensch erkennt, dass er etwas Besonderes ist und so sein darf, wie er ist. Dass jeder Mensch allein schon durch seine Gegenwart die Gesellschaft bereichert und das Leben bunter macht. Alle wachsen und gewinnen – an Erfahrung, Mut und Lebensfreude. Denn wir alle gehören dazu und sind miteinander verbunden. Unabhängig von unserer sozialen oder ethnischen Herkunft, unserem Geschlecht, unserer sexuellen Orientierung, unserer Religionszugehörigkeit oder Weltanschauung, unserem Lebensalter, unseren physischen oder psychischen Fähigkeiten und unseren Wünschen. Wir müssen einander nur akzeptieren, dann sind wir dazu in der Lage, Unmögliches möglich zu machen. Ich wiederhole mich, aber die Wahrheit ist: Liebe ist alles.

Wie langweilig wäre es, wenn wir alle gleich wären?

Die Vorbereitungen für den Vortrag waren aufwendig – ich konnte jedoch auf viel Unterstützung und Rückhalt vertrauen. Allen voran von Balian, Miriam und meiner Familie – selbst im Dorf war zu spüren, dass viele bereit waren. Dafür, über sich selbst hinauszuwachsen.

Leider gab es aber auch andere Stimmen, die im Vorfeld lauter wurden. Wir hatten uns vorab Gedanken über mögliche Zielgruppen gemacht und setzten vor allem bei Eltern und Kindern an. Zu meinem persönlichen Bedauern kam aber gerade von manchen Lehrerinnen und Lehrern aus der Umgebung Gegenwind. Viele von ihnen hießen es nicht gut, dass wir dieses Thema so tabulos und detailliert besprechen wollten – in einem Dorf.

Das sah ich jedoch anders – ging es mir doch gerade darum, diesem Thema das Tabu zu nehmen und zu beweisen, dass auch in einem Dorf Platz ist für das Thema Transidentität. Es fühlte sich zu Beginn wie ein Kampf gegen Windmühlen an – die anfangs zugesagte Unterstützung beim Verteilen der Veranstaltungsflyer wurde irgendwann zurückgezogen. Das Interesse, das zu Beginn von Seiten einiger Lehrerinnen und Lehrer suggeriert worden war, schlug um in Unmut und Verweigerung. Im Nachhinein betrachtet glaube ich, dass es in vielen Fällen einfach Angst war, Angst vor dem Unbekannten.

Viele wollten einfach nichts mit dem Thema zu tun haben, nichts von irgendwelchen Aufklärungsversuchen wissen, und manche nahmen es geradezu persönlich, dass sie *in diese Sache hineingezogen* werden sollten. Die Aussage war klar: Es sei nicht notwendig, dass man Eltern und bereits Volksschülerinnern und -schüler mit diesem Thema konfrontiert. Das müssten Kinder noch nicht wissen. Die Leitung einer Schule in der Umgebung kommunizierte das unmissverständlich – und wollte keinesfalls Plakate in ihrem Schulgebäude sehen.

„Das geht uns nichts an.“

Dieser eine Satz ist mir im Gedächtnis geblieben und verstärkt meine Theorie, dass es oft einfach das Unbekannte – oder die Angst davor – ist, was Menschen an einer Weiterentwicklung hindert.

Diese Aussage ist nämlich nicht wahr.

Es geht uns alle etwas an. Vor allem, wenn es um die Schicksale von Familien geht, deren Kinder bereits im Volksschulalter spüren, dass ihre Seele und ihr Körper nicht zueinanderpassen – und niemand weiß, wie man damit umgehen soll. Geht es uns nichts an, wenn Hauptschulkinder Suizidgedanken haben, weil sie mit der Situation überfordert sind?

Es geht uns alle etwas an. Weil wir diese Situation verändern können. Akzeptanz von außen führt zu Akzeptanz im Innen. Verständnis führt dazu, dass Betroffene weniger leiden müssen, Offenheit führt zu einem Gemeinschaftsgefühl, das wir alle brauchen. Will nicht jede und jeder akzeptiert werden? Geliebt? Verstanden?

Die Einstellung mancher Schulleitungen und einiger Lehrerinnen und Lehrer zeigte gerade, dass Aufklärung nötig war – und sie selbst womöglich die wichtigsten Besucherinnen und Besucher gewesen wären. Viele Kinder und Familien haben sich mir nach dem Vortrag anvertraut – darüber, wie alleingelassen sie sich fühlen und wie dringend sie sich Unterstützung insbesondere von Lehrerinnen und Lehrern wünschen würden. Wenn dieses Thema also die Zielgruppe anspricht, dann sollten es auch jene ansprechen, die auf gewisse Art und Weise für sie zuständig sind, oder nicht?

Dennoch – unser Ziel war klar:

Der Vortrag fand statt.

Und er war trotz aller Widerstände im Vorfeld ein riesiger Erfolg. Unsere Erwartungen wurden nicht erfüllt – sie wurden vielmehr noch in mutmachendem Maße übertroffen. Es hatten sich vorab nur 17 Menschen zu unserem Event angemeldet. Schlussendlich waren es über 200 – Journalistinnen und Journalisten, ein Fernsehteam, Balian, meine Familie – und ich, ein überglücklicher Ricardo. Sogar die Lehrerinnen und Lehrer der Volksschule kamen geschlossen zum Vortrag und viele Lehrkräfte der Hauptschule, die auch mich früher unterrichtet hatten, waren unter den Besucherinnen und Besuchern. Diese Unterstützung hat mich äußerst positiv überrascht.

Schicksalsgeschichten, Erfahrungsberichte, ein ganz persönlich auf das Publikum und das Thema zugeschnittenes Coaching, viele Aha-Momente und noch mehr Gefühle – wir gaben alles, um die Besucherinnen und Besucher zu erreichen. Der Veranstaltungssaal war voll und das Dorf – wie auch wir – um eine unvergessliche Erfahrung reicher. Zu meiner großen Freude waren auch viele Eltern, Pädagoginnen und Pädagogen ebenso wie Psychologinnen und Psychologen vor Ort. Menschen, die ganz nahe an den Seelen von Kindern sind und merken, wenn etwas nicht stimmt, Kinder sich nicht wohlfühlen, Hilfe brauchen. Menschen, die hellhörig werden können, wenn Kinder die Angst äußern, mit ihnen könnte etwas nicht stimmen. Die Neugier, das Interesse und die unerwartete Wertschätzung – das alles berührt mich noch heute zutiefst. Ich bin dankbar und wurde bestärkt. Die Intention, unsere Lebensgeschichten in der Öffentlichkeit zu erzählen und damit unsere Verletzlichkeit und Menschlichkeit ins Rampenlicht zu stellen, wurde belohnt. Mit unglaublichen Begegnungen und dem kleinen Hoffnungsschimmer, dass wir etwas verändern können.

Getragen von dieser Euphorie beschlossen wir, einen weiteren Termin zu organisieren. Die Wahl fiel aufgrund vieler Stimmen und Wünsche unserer Besucherinnen und

Besucher auf Landeck – immer noch ländlich, aber schon eine kleine Stadt. Mehr Publikum, mehr Reichweite – mehr erreichen. Auch hier waren das menschliche und das mediale Echo enorm. Und die Berichterstattung über unseren ersten Vortrag hatte etwas Wichtiges erreicht: Betroffene und Eltern mit ihren Kindern, die sich *falsch* fühlten – viele von ihnen folgten der Einladung, weil sie zum ersten Mal in ihrem Leben sicher sein konnten, dass sie richtig waren, nicht alleine, und dass sie ein offenes Ohr zu erwarten hatten. Diese positive Stimmung war sichtbar und fühlbar – es tat sich etwas.

Nach diesen beiden Vortragswochenenden ließen Balian und ich die Erlebnisse Revue passieren. Es war berauschend, bunt und fühlte sich einfach richtig an. Mir war sofort klar: Das sollte erst der Anfang sein.

Wer will ich sein – Für mich und für andere?

Damals, als ich mich für ein neues Leben entschieden habe, war Balian ein Vorbild für mich. Er motivierte mich mit seiner Lebensgeschichte, seinen Büchern. Seine Offenheit zeigte mir deutlich: Das, was ich mir so sehr wünschte, war möglich. Ein *normales* Leben – als Transgender, mit einer Frau an der Seite, einer Berufung und einer Vergangenheit, die die Zukunft nicht mehr im Geringsten beeinflussen konnte – zumindest nicht mehr negativ.

Als ich ihn persönlich kennenlernte, wurde Balian nicht nur zu einem Gleichgesinnten, sondern vielmehr zu einem richtigen Freund. Er war jemand, der wusste, wie der Weg aussah, den ich gemeinsam mit Miriam zu gehen hatte. Dem ich nicht erklären musste, wie einschneidend die Erlebnisse auf dieser Reise waren. Er hatte es am eigenen Leib gespürt: die Angst vor einer Not-OP, weil man nicht wusste, ob der Penis vom Körper abgestoßen werden würde. Welch ein bestärkendes Gefühl es war, im richtigen Körper zu Hause zu sein, und wie befreiend, sich nach all den Torturen das erste Mal oben ohne zeigen zu können – als Mann. Er verstand mich. Manchmal mit vielen, an anderen Tagen mit wenigen Worten, via Skype oder persönlich. Sogar unsere Partnerinnen und Familien lernten sich kennen und schätzen. Balian ist – wie meine Familie, meine Frau und meine Freundinnen und Freunde – ein essenzieller Teil meiner Lebensgeschichte. Ohne ihn hätte ich nie den Mut aufgebracht, mir selbst zu vertrauen und den Fokus in meinem Leben auf meine Wünsche zu richten. Durch unsere Freundschaft habe ich lernen dürfen, wie wertvoll es sein kann, auf seinem eigenen Schicksalsweg einen Begleiter zu haben. Jemanden, der einem beisteht, die eigenen Ängste und Zweifel kennt und versteht. Eine Person, die inspiriert und ermutigt, die eigene Richtung einzuschlagen, um der Mensch zu werden, der man sein möchte. Das hat Balian mir geschenkt: einen Hoffnungsschimmer. Einen Blick darauf, was für mich möglich war. Mit ganz viel Mut.

Und dieser Mut und der gemeinsame Weg mit Balian waren es auch, die mich dazu bewegt haben, meinem inneren Ruf zu folgen – selbst auch ein Mentor zu sein. Ein Begleiter. Ein Hoffnungsschimmer. Ich möchte Menschen mit den Erfahrungen aus meiner Vergangenheit helfen, um ihre eigenen besser verstehen zu können. Ich möchte Betroffenen, die sich nach einem respektvollen und sicheren Austausch sehnen, meine helfende Hand reichen. Verbündeter sein für mutige Seelenbefreierinnen und -befreier, die sich verloren fühlen im Wald der Bürokratie, mit der Vielzahl an Ärztinnen bzw. Ärzten und ihren verschiedenen Spezialgebieten genauso wie mit den unterschiedlichen Angleichungsmethoden. Wegbereiter sein für Menschen, die es noch nicht wagen, an die Größe ihrer Träume zu glauben, die jedoch bereit sind, Hoffnung in etwas zu legen, das noch nicht sichtbar ist – wie beispielsweise eine neue Identität, eine ganz individuelle Aufgabe, die damit verbunden ist, oder die eigene Vorstellung vom Leben, die nicht nur theoretisch realisierbar ist, sondern auch praktisch. Eine geschlechtsangleichende Operation ist kein Trend – es ist eine Entscheidung, die das Leben von Grund auf verändert und zu jener Kategorie der Entscheidungen gehört, die nicht revidiert werden kann. Im wahrsten Sinne des Wortes.

Ich möchte betroffenen Menschen ihre Entscheidungen oder ihre Eigenverantwortung nicht abnehmen. Aber ich möchte für sie da sein, um mit ihnen gemeinsam zu erforschen, welche Ängste sie blockieren und am Weitergehen hindern. Wie sie angenommen werden können, damit wieder Platz entsteht für Wissen, Verständnis und Selbstliebe. Wie es möglich ist, aus der Opferrolle auszubrechen und anstelle der ungewollten Zukunft eine selbstbestimmte Version ihrer selbst sehen zu können.

Oft wird mir die Frage gestellt, ob es für mich einfacher gewesen wäre, wenn ich schon als Junge auf die Welt gekommen wäre.

Einfacher bestimmt. Aber anders.

Ich wäre heute ein anderer Mensch – würde ich ihn mögen? Ich weiß es nicht. Einfacher ist nicht immer besser.

Hätte ich ein Leben als biologischer Mann gelebt, wären all die wertvollen Lebenslektionen im Verborgenen geblieben und ich hätte nie die Möglichkeit gehabt, sie weiterzugeben. Weder als geborener Mann noch als Frau könnte ich meiner Berufung folgen und wäre keine Stütze für all die Männer und Frauen, die sich mir anvertrauen und vor der gleichen Entscheidung stehen, vor der auch ich gestanden bin – ihr bisheriges Leben mit all den damit verbundenen Schmerzen aufzugeben.

Es ist nicht so, dass durch meine geschlechtsangleichende OP der Kern des Menschen, der ich von Geburt an war – Anja, Ricardo, ich –, verloren ist. Wenn man es so will, bin ich mehr Anja, als ich es früher jemals sein konnte. Die Seele in mir, die ich immer war und noch bin, hat jetzt nur endlich den optimalen Körper, den passenden Namen und die richtige Identität. Eine, mit der ich mich zu hundert Prozent verwirklichen kann. Ich hätte nie die Chance gehabt, meine Geschichte zu erzählen und meine Erfahrungen, Wünsche und Vorstellungen in die Öffentlichkeit zu tragen. Mich verletzlich und echt zeigen zu können – das erste Mal mit Angst, aber zugleich mit einem richtig guten Gefühl in der Magengrube. Dieser Schritt schenkte mir nicht nur jede Menge Lebenserfahrung, sondern auch unglaublich positives Feedback. Eines, das mich dazu ermutigte, meinen Weg fortzusetzen und auch an meinen Wünschen festzuhalten. Besser noch – sie zu erfüllen.

Es geht nicht um Publicity, es geht um Support

Ich habe das Glück, dass mich viele Menschen auf meinem Weg begleiten. An unterschiedlichsten Punkten im Leben haben sich unsere Wege gekreuzt und unsere Seelen gefunden – viele von ihnen wählen die gleichen Werte im Leben, tragen ein ähnliches Schicksal. Wir waren und sind verbunden. Und diese Verbundenheit wollte ich gerne teilen. So kam es, dass ich 2020 den Entschluss fasste, einen Verein zu gründen. Eine Anlaufstelle für Menschen, die Hilfe brauchen. Einen Ort, an dem man sich austauscht, nichts erklären muss, sich verstanden fühlt. Wo gemeinsame Erfahrungen, individuelle Lernprozesse und lebendige Dialoge Platz finden.

Dieser Gedanke – Mentor zu sein und mit einer Gruppe von Menschen etwas Positives zu bewirken – soll nicht mit diesem Buch enden und nicht nur Raum in meiner Praxis finden. Er soll sich ausbreiten dürfen und alle erreichen, die sich mit diesem Thema auseinandersetzen möchten.

Ich bin im Frieden mit mir selbst.

Outro
Lass los und halte an deinen Wünschen fest: Mein Buch

Ich hätte früher niemals daran gedacht oder gar daran geglaubt, jemals ein Buch zu schreiben. Vor meiner Angleichung hatte ich auch nie wirklich das Bedürfnis. Doch mit jedem einschneidenden Erlebnis und meinen persönlichen Erfahrungen im Umgang mit Transidentität wurde der Wunsch nach *meinem Buch* immer größer. Es soll enttabuisieren, anders sein. Eine kritische Stellungnahme zu gesellschaftlichen Themen und zwischenmenschlichen Beziehungen. Einen Teil dazu beitragen, dass sich der eigene kleine Kosmos oder die große weite Welt um einen herum ein wenig zum Positiven verändert. Mein Buch soll nicht nur meine Leidensgeschichte beschreiben, es soll Menschen dabei helfen, ihre ganz eigene Seelenfarbe zu entdecken und sich damit zu identifizieren. Ich möchte, dass meine Leserinnen und Leser den Mut bekommen, den Pinsel in die Hand zu nehmen, damit sie aus ihrem Leben ein wahres Kunstwerk kreieren. Es ist mir ein Anliegen, zum Nachdenken anzuregen, Gefühle anzustoßen, Herzen zu öffnen.

Mein behandelnder Arzt hat mir einmal erzählt, dass er es bedauerlich findet, dass so viele Leidende erst nach einem Suizidversuch zu ihm kommen. Schon allein dieses Statement war für mich Grund genug, etwas verändern zu wollen. Nicht erst dort anzusetzen, wo die Verzweiflung schon so groß ist, dass die oder der Betroffene nur mehr eine Möglichkeit sieht, ihr oder sein Leiden zu beenden. Die Erinnerung an meinen eigenen Selbstmordversuch schleicht sich oft in meine Gedanken – und das damit verbundene Gefühl der Hoffnungslosigkeit. Aber es hat keinen Platz neben all dem Mut, der Liebe und dem Glück, die jetzt in meinem Herzen wohnen. Und ich möchte auch dafür sorgen, dass andere dieses Gefühl nicht haben müssen – sie vorher abholen, an die Hand nehmen, ihnen den Rücken stärken. Weil ich weiß, was sie durchmachen.

Es tut sich etwas in der Welt. Das Thema *Transidentität* bekommt eine Bühne, darf im Leben mitspielen – Behörden reagieren kompetenter und schneller, immer mehr Ärztinnen und Ärzte spezialisieren sich auf dem Gebiet der geschlechtsangleichenden Operationen und Krankenkassen erhöhen die Kostenübernahme. Trotzdem bleibt eine Penispumpe immer noch ein *Luxusartikel* – und wer als Frau auf die Welt kommt, wird laut zum Glück immer leiser werdenden Stimmen auch als Frau sterben, mit oder ohne geschlechtsangleichende Operation. Das Thema selbst hat es bis heute weder in den Kern der Gesellschaft noch in die Köpfe der breiten Masse geschafft. Nicht jeder und jedem ist *Transidentität* ein Begriff und nicht jede und jeder weiß, wie sie mit Menschen umgehen sollen, deren Seele und Körper nicht zueinanderpassen oder die sich bereits einer Geschlechtsangleichung unterzogen haben. Eines bleibt immer gleich: Wir sind Menschen und wir sollten uns menschlich begegnen. Wir sind noch weit davon entfernt, dass Transgender gleichberechtigt und ohne Vorurteile vieler Menschen leben können. Das möchte ich ändern. Und mein Buch soll ein weiterer Schritt in diese Richtung sein.

Schon die Begriffe *Transmann* oder *Transfrau* klingen für mich völlig unpassend und sollten meiner Ansicht nach einem vollständigen Remake unterzogen werden. Diese Etikettierung von Menschen, die sich einer geschlechtsangleichenden Operation unterzogen haben und jetzt als Mann oder als Frau leben, nimmt uns meist mehr Akzeptanz, als es der Aufklärung und Transparenz dient. Ich fühle mich als Mann, wie ich mich als Ehemann fühle, als Stiefpapa, Sohn, Bruder und Freund. Das war ich, das bin ich und das werde ich immer sein. Egal, welches biologische Geschlecht ich vorher hatte und ob mein Name früher Anja war.

Ich wünsche mir, dass viel mehr Menschen zu sich selbst stehen und viel öfter ihre farbenfrohe Seite zeigen. Wir brauchen keine Fassade – der Gegenwind wird weniger, wenn wir klar und selbstbestimmt auftreten. Wir sollten lernen, dass Anderssein nicht anstrengend, sondern ein natürlicher Zustand des Menschen ist. Vielmehr ist es auf Dauer anstrengend, mit der Masse schwimmen zu müssen und nicht sein ganz persönliches Tempo finden zu dürfen.

Wir denken nur, dass das der einfachere Weg ist. Hier trickst uns das Ego aus. Wäre es einfacher gewesen, meine Sachen zu packen und in die nächste Hauptstadt zu ziehen, um dort ein neues Leben als Ricardo zu beginnen? Auf den ersten Blick vielleicht. Aber ich habe mich dafür entschieden, zu mir und meiner Vergangenheit zu stehen. Mich nicht dafür zu schämen und nichts zu bereuen. Alles in meinem Leben hat seine Berechtigung und stellt sich bei genauem Hinsehen als Geschenk für mich heraus – als Chance für Wachstum. Jede Begegnung, jeder Erfolg, jeder Verlust und jeder einzelne Stein auf meinem Weg. Alles. Sonst wäre ich nicht der Mensch, der ich jetzt bin, würde nicht dieses Buch schreiben und hoffnungsvoll meiner Berufung nachgehen.

Jede und jeder hat die Wahl, kann sich entscheiden. Die beste Wahl, die wir treffen können, ist die für uns selbst. Alle weiteren Entscheidungen werden dann womöglich eher auf Selbstakzeptanz und Selbstliebe als auf Selbstsabotage beruhen. Und das ist es, was wir ganz langsam auch im Außen bemerken – die Akzeptanz oder, besser noch, der Respekt durch andere Menschen.

Natürlich wird es Menschen geben, die negativ über mich, mein Leben und meine Arbeit denken. Und ich bin nicht naiv, sondern realistisch genug, um zu wissen, dass es solche Menschen bestimmt auch in meinem Dorf gibt. In meiner nahen Umgebung und vielleicht sogar in meiner Familie. Diese Gefühle lasse ich aber nicht mehr an mich heran. Das Universum, das Leben oder wie auch immer man es nennen mag, ist nicht gut oder schlecht. Es reagiert nur auf unsere Schwingung, unsere Gedanken und Wünsche. Und wenn man versteht, dass die ganze Welt auf diesem Prinzip aufbaut, lässt sich das Gesetz der Anziehung ganz einfach beschreiben:

Du ziehst an, was du bist, und wirst, was du denkst.

Wenn ich mir also meines Wertes bewusst bin und weiß, dass ich ein schönes und gutes Leben verdient habe, werde ich das auch in irgendeiner Form in meinem Leben erfahren. Ich weiß, dass es absolut richtig war, meinen Weg zu gehen. Hin zu mir selbst. Und diesen Rat möchte ich jeder und jedem ans Herz legen, die oder der darüber nachdenkt, sich voll und ganz zu zeigen, wie sie oder er ist:

Es beginnt bei dir selbst.

Du bist die Heldin oder der Held deiner eigenen Geschichte. Niemand spielt die Hauptrolle, wenn du es nicht tust. Werde dir bewusst, wie viel Macht du über dein eigenes Leben hast und dass du sie bereits in dir trägst. Hör auf zu zweifeln, alles zu überdenken und die Verantwortung über dein eigenes Leben vor der Tür stehen zu lassen. Mach sie auf, bitte die Verantwortung herein und sei dir darüber im Klaren, dass du dich jetzt selbst rettest. Warte nicht darauf, dass jemand kommt, deine Hand hält und dir erklärt, wie dein Leben auszusehen hat.